CHAFANG SHOUCE

U0893552

儿科护理查房手册

主编　李桂荣　付仲霞　李凤茹

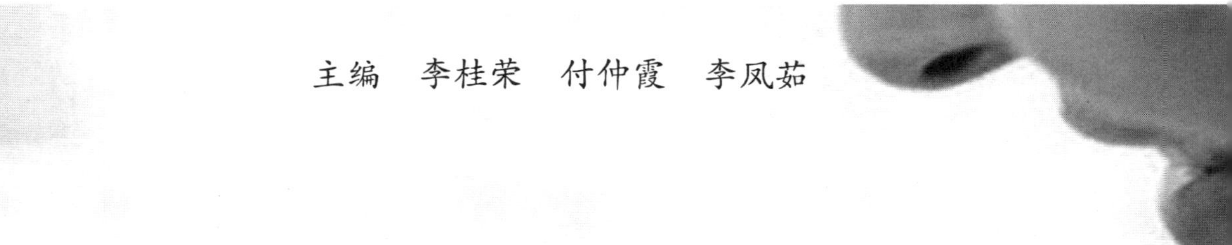

甘肃科学技术出版社
（甘肃 · 兰州）

图书在版编目(CIP)数据

儿科护理查房手册 / 李桂荣, 付仲霞, 李凤茹主编
. -- 兰州 : 甘肃科学技术出版社, 2016.8 (2023.12重印)
ISBN 978-7-5424-2341-2

Ⅰ. ①儿… Ⅱ. ①李… ②付… ③李… Ⅲ. ①儿科学 - 护理学 - 手册 Ⅳ. ①R473.72-62

中国版本图书馆CIP数据核字(2016)第194770号

儿科护理查房手册

李桂荣　付仲霞　李凤茹　主编

责任编辑　刘　钊
封面设计　冯　渊

出　版　甘肃科学技术出版社
社　址　兰州市城关区曹家巷1号　730030
电　话　0931-2131570（编辑部）　0931-8773237（发行部）

发　行　甘肃科学技术出版社　　印　刷　三河市铭诚印务有限公司
开　本　710毫米×1020毫米　1/16　　印　张　16.25　插　页　1　字　数　256千
版　次　2016年11月第1版
印　次　2023年12月第2次印刷
印　数　1001~2050
书　号　ISBN 978-7-5424-2341-2　　定　价　138.00元

编辑人员名单

主　审：易　彬　郭　宇

顾　问：李海鸿　方　璐

主　编：李桂荣　付仲霞　李凤茹

副主编：杨晓艳　周小娅

编　委：曹　蕾　陈百芳　董振银　冯晓英
高红霞　蒋成鹏　李尕梅　李晗怡
刘　萍　李修晶　李小宁　马雪文
秦　钰　史晓敏　孙宥涵　王金萍
王永军　徐瑞峰　徐晓红　徐　燕
杨　婷　岳世霞　臧小琴　赵红艳
赵　平　张蓉芳　张　瑜

前　言

护理查房是检查护理质量、落实规章制度、提高护理质量及护理人员业务水平的重要措施，同时也是护理管理中评价护理程序实施效果，学习和掌握疾病护理知识的一种最常用的方法。随着医学科学的发展，护理学的研究范围越来越大，临床护理所面临的难题也愈来愈多，因此开展临床护理业务查房有非常重要的意义，另外护理带教工作中，组织护理教学查房有利于病理人员，护理学生，对疾病护理知识有全面和系统的认识。

为了提高护理查房效果，编者结合实际临床工作经验，选取儿科临床护理工作中典型的病例进行护理查房，针对其护理诊断和护理目标及护理措施、技能操作充分阐述，还广泛涉猎疾病诊治的最新研究进展和循证医学证据，对疑难、复杂的问题结合病例进行分析，并将护理新理念、新知识贯穿其中。

本书突出临床查房实践中的重点知识和逻辑思维，内容丰富、实用，可供临床护理人员、护校学生参考实用。

本书在编写过程中参考了部分专家同行的著作和资料，在此表示诚挚的感谢。

由于编者水平有限，疏漏之处在所难免，恳请广大读者、护理工作者批评指正。

编　者

2016 年 6 月

目　录

第一章　新生儿疾病

病例 1　早产儿

【病例汇报】

一、患儿病情简述

吕××，男，第 2 胎，第 2 产，孕 30 周，于 2015 年 4 月 21 日 14:50 出生。体重 1.340kg，双卵双胎，试管婴儿，Apgar 评分 1min，2 分，给予"清理呼吸道、气囊加压给氧、胸外按压、气管插管"，5min 评 7 分，10min，8 分，1 胎胎死宫内。患儿早产，窒息伴呼吸困难，为进一步诊治转入，以"早产儿、新生儿窒息"收住入院。

二、相关化验检查

（1）血气分析（呼吸机状态下）：pH：7.260；PCO_2：27.7mmHg；PO_2：84.0mmHg　Na^+：128.1mmol/L；iCa^{++}：1.09mmol/L；HCO_3^-：15.2mmol/L；BE：−14.9mmol/L；Lac 10.74mmol/L；血糖：3.7mmol/L。

（2）2015 年 4 月 21 日 15:30 X 线片示：新生儿肺透明膜病（III 级）。

（3）B 超示：①双侧室管膜下出血；　②脑室旁白质回声增强。

（4）血常规，生化等大致正常。

三、医疗诊断

入院诊断：①早产儿；②新生儿窒息；③新生儿肺透明膜病。

补充诊断：①新生儿高胆红素症；②新生儿感染；③新生儿低钙血症；④早产儿贫血。

四、治疗经过

入院后积极完善相关检查，给予呼吸机 SIMV 辅助通气，予肺表面活性物质（猪肺磷脂 200[IU]）气管内注入；预防感染；静脉营养；维生素 K_1，止血等对症支持治疗。4 月 21 日患儿皮肤黄染，经皮胆红素值测定6.4~6.5mg/dl，予单面蓝光光疗，补充诊断新生儿高胆红素血症；4 月 22 日心脏彩超示：动脉导管未关闭（肺动脉端 0.32cm，左向右分流）、卵圆孔未闭，给予布洛芬关闭动脉导管治疗。4 月 22 日查 C−反应蛋白：1mg/dl；钙离子：0.62mmol/L，给予静脉补充钙离子，补充诊断：新生儿低钙血症；4 月 23 日头颅 B 超提示：①双侧室管膜下出血；②脑室旁白质回声增强；4 月 23 日患儿出现呼吸暂停，给予咖啡因兴奋呼吸中枢，补充诊断：新生儿呼吸暂停；4 月 23 日查 C−反应蛋白 22.5mg/L，给予头孢他啶抗感染治疗，补充诊断：新生儿感染；4 月 27 日心脏彩超示：卵圆孔未闭，动脉导管关闭；5 月 21 日查血红蛋白 112g/L，补充诊断：早产儿贫血；6 月 26 日患儿生命体征平稳，一般情况好，奶量自纳完成好，未见吐奶及呛咳，查体未见明显异常，治疗 66d 治愈出院。

【护理查房】

查房时间:2015 年 4 月 21 日 16:00

一、入院护理评估

（1）一般资料

姓名　吕××　　性别:男　　年龄:1 小时

籍贯:甘肃兰州市

（2）现病史 :第 2 胎，第 2 产，孕 30 周，体重 1.380kg，试管婴儿，Apgar 评分 1min，2 分，给予“清理呼吸道、气囊加压给氧、胸外按压、气管插管”，5min 评 7 分，10min，8 分，早产，窒息伴呼吸困难。

（3）既往史:无记录。

（4）个人史:患儿系第 2 胎，第 2 产，胎龄 30 周，于 2015 年 4 月 20 日 20:00 出生，体重 1.380kg，双卵双胎，试管婴儿。

（5）家族史:父母健康，家族中无传染病及遗传病史。

（6）护理体格检查:

T:35.8℃；HR:130 次/分；R:60 次/分；BP:65/31 （43）mmHg。头围：

29cm；胸围：25cm；身长：38cm；体重：1.380kg；发育幼稚，反应尚可，呼吸急促，有呻吟，哭声欠响亮；皮肤青紫，肢端温暖，无蜕皮，皮肤弹性好，无皮疹，无出血点，无水肿，无硬肿，皮肤黏膜无黄染，毛细血管充盈时间 2s。头颅外形无畸形、无产瘤、无血肿、前囟 1.0cm×1.0cm，张力适中，无隆起，后囟 0.2cm，颅缝无增宽，无重叠，双眼无畸形，眼睑无浮肿，结膜无充血，角膜无异常，巩膜无黄染，无内眦赘皮，无眼距增宽,无凝视。双眼瞳孔等大等圆，对光反射存在。双耳无畸形，耳廓成型直立，鼻翼有煽动，口唇青紫，口周发绀，口腔黏膜正常，无唇腭裂，颈软，无抵抗，气管居中，无肿物，无斜颈，颈静脉无怒张。胸廓外观无畸形，双侧呼吸动度一致，双肺呼吸音粗，两肺可闻及湿啰音，心律整齐，心音有力，未闻及杂音。腹部：微膨隆，腹软，触之无张力。叩诊呈鼓音，未闻及肠鸣音。脐带未脱落，无渗血，无渗液，无脓性分泌物，无疝气。脊柱无畸形，肛门存在，肛周皮肤无红肿，男性外阴，睾丸未降至阴囊。四肢肌张力弱。原始反射(吸吮反射、觅食反射、吞咽反射、拥抱反射、握持反射）未完全引出。

二、问答部分

1. 早产儿定义？极低出生体重儿定义。

答：早产儿指胎龄未满 37 周，体重未达到 2.500kg，身长不足 47cm 的活产婴儿。其中，出生体重在 1.000~1.490kg 之间的早产儿称为极低出生体重儿（VLBW）。

2. 早产儿主要有哪些并发症？

答：主要有新生儿硬肿症、呼吸暂停、支气管肺发育不良、新生儿肺炎、酸中毒、低钙血症、高胆红素血症、新生儿贫血、坏死性小肠结肠炎等。

3. 该患儿入院时的护理诊断/问题是什么？

答：(1)体温过低　与保暖措施不当、体温调节中枢发育不全有关。

(2)有窒息的危险　与吸吮功能差，胃食管返流有关。

(3)低效性呼吸型态　与早产儿肺表面活性物质缺乏、缺氧有关 。

(4)营养失调　低于机体需要量，与摄入不足、消耗增加有关。

(5)有感染的危险　与早产儿免疫功能低下有关。

(6)有皮肤完整性受损　与反复采血、留置针穿刺、皮肤薄嫩有关。

(7)焦虑　与患儿父母知识缺乏、担心患儿预后及费用有关。

(8)潜在并发症 NEC、脑出血、肺出血　与早产有关。

4. 该患儿的护理目标是什么?

答:(1)体温维持在 36.3℃~37.3℃之间。

(2)无呼吸暂停发生。

(3)无窒息发生。

(4)营养充足、体重增长。

(5)无感染发生。

(6)皮肤完整。

(7)感染及时得到控制。

(8)通过各种渠道消除家属的焦虑。

(9)无并发症发生。

5. 该患儿的护理措施是什么?

答:(1)体温过低。

①患儿娩出后置于辐射床保暖,用一次性薄膜包裹全身,头部戴帽,减少能量的丢失。

②置暖箱保暖,为患儿提供稳定的持续供暖,使用配有先进的数字式肤温传感器、远红外温度探测器、微电脑高精度伺服控温系统的高级暖箱,可以对患儿进行实时监控,保证患儿体温始终存于正常的范围之内。

③根据患儿的胎龄(30W)及体重(1.380kg),调节暖箱温度,每小时监测体温至患儿体温稳定在 36.3℃~37.3℃之间后,每 4h 监测体温一次。

及时向暖箱水槽内加入蒸馏水,保持暖箱的湿度在 55%~65%之间,减少不显性失水。

④治疗护理集中操作,避免长时间开放箱门或箱窗、以免箱内温度或湿度下降过低,使患儿体温过低。

(2)低效性呼吸型态及预防窒息的护理。

①将患儿头肩部抬高,肩下垫一小毛巾、保持呼吸道通畅。

②遵医嘱,给予呼吸机 SIMV 模式辅助通气。

③注意观察患儿的面色、监测 SPO_2、心率等。

(3)营养失调。

①患儿生后置胃管,禁食,予 10%GS 输注。碳酸氢钠纠酸治疗,严密观

察患儿液体输入情况，防止液体外渗。

②予以非营养性吸吮，即给无孔的橡皮奶头，使胃排空加快，缩短胃肠道转运时间，使早产儿增长加快，住院时间缩短，尽快地从胃管喂养过渡到经口母乳喂养。

③喂养后，患儿宜取右侧位，并注意观察有无青紫、溢乳和呕吐的现象发生。喂乳量应根据消化及吸收能力而定，以不发生胃内潴留及呕吐为原则。

④准确记录 24h 出入量，每日晨空腹测体重一次，并记录，以便分析、调整营养的补充。

⑤每天监测体重变化，每天同一时间用同一体重秤测量患儿体重。

⑥禁食期间给予静脉补充必要的营养，监测血电解质及有关的生化指标。

（4）有感染的危险。

①严格执行无菌操作，物品做到一人一用一消毒。

②严格执行消毒隔离制度，使用密闭式暖箱，防止水生菌的繁殖，每周对暖箱进行一次彻底消毒，暖箱内的蒸馏水每日进行一次更换，患儿需要有一个清洁舒适环境。

③及时监测体温，每 4h 监测体温一次。

④预防感染，应加强口腔、皮肤及脐部的护理，沐浴后用 75%酒精消毒脐部，保持脐部皮肤清洁干燥。

⑤制定严密的消毒隔离制度，工作人员接触患儿前后均应洗手，严禁非本室人员入内。如人流量超过正常时，应及时进行空气及有关用品消毒，确保空气及仪器、物表洁净，防止交叉感染的发生。

⑥每日对室内进行空气消毒 3 次，每次 40~50min。

（5）皮肤粘膜完整性受损。

①提高穿刺技术，加强留置针的护理 。

②加强巡回，避免液体外渗。

③保护血管由远心端开始选择穿刺血管，可选择 PICC 深静脉置管。

④掌握正确的足跟采血方法，正确使用血糖仪，经常变换测血糖的部位。

⑤加强皮肤护理，经常更换患儿体位，翻身时避免拉、拽、拖等动作，减

少因摩擦引起的皮肤损伤。

⑥及时更换尿布，便后用湿纸巾擦净臀部并涂护臀霜，保持皮肤清洁、干燥。

⑦保持床单位保持清洁、干燥、无皱褶、无渣屑。血氧饱和度探头每2h更换一次检测部位。

⑧严格进行床头交接班，详细查看皮肤情况。

(6)焦虑。

①向家属交待患儿的病情及相关治疗，取得家属的配合。

②告知家属探视制度，告知家属母乳喂养的重要性，坚持母乳喂养。

③告知家属，患儿治疗的必要性，并介绍治疗成功的案例，增加家属坚持治疗的信心。

④告知家属查看医疗费用的地方及方法。

(7)潜在并发症 NEC、呼吸暂停、严重缺氧、酸中毒、高胆红素血症。

①严格记录患儿24h出入量：准确记录出入量，称量尿布重量、记录引流量和呕吐物的量；按医嘱输液，合理安排补液速度和预估补液量，保证出入量平衡。

②监测体重变化：每天同一时间同一体重秤测量体重，在体温单上绘制体重曲线，体重下降每天最多不超过体重的1%~2%，生理性体重下降早产儿最多不超过体重的15%~20%，足月儿最多不超过体重的5%~10%。

③评估患儿不显性失水的情况，例如低体重儿、光疗的患儿、应用辐射床及暖箱的患儿、体温高的患儿，不显性失水明显增加，遵医嘱补液量酌情增加。

④减少患儿不显性失水的方法：保持适宜的环境温度24℃~26℃，相对湿度55%~65%；使用新生儿暖箱，防护罩，保持局部环境在适宜湿度；防止蒸发、辐射、传导、对流造成的水分丢失。

⑤监测大小便情况：仔细观察，记录大便的次数、性质、颜色及量，了解大便变化过程。及时，正确留取大便标本送检。观察尿量和尿的颜色，监测尿的比重：每天尿量不少于1~3ml/kg，尿比重为1.008~1.012。

⑥补液的护理：建立良好的静脉通路，必要时使用PICC置管并做好相关的护理。使用推注泵，保持药液及时匀速进入，并根据病情调节速度。

⑦密切观察病情，注意有无呕吐、呕吐物的颜色、量及性状、回抽胃内容物、及时发现肠梗阻、肠穿孔、肠出血的早期症状：发现有严重腹胀、引流液增多、血便、频发呼吸暂停等症状或体征时应立即与医生取得联系。

⑧当患儿面色苍白或有休克的症状及体征，心率过快或过缓、血压下降、末梢循环衰竭时，立即通知医生组织抢救，应迅速补充有效循环量，改善微循环，纠正脱水、电解质紊乱及酸中毒。

⑨观察患儿有无凝血障碍的表现：皮肤是否有瘀斑、注射部位是否有渗血、有无呕血、便血、血尿等凝血障碍等表现；有异常时及时汇报医生。

⑩监测腹膜炎的症状和体征：如腹部颜色发红、发青、腹肌紧张；必要时每小时测量腹围。

⑪遵医嘱缓慢加奶，避免加奶过快，增加消化道负担，影响肠蠕动功能恢复。禁食较久者在控制败血症的基础上给予静脉高营养液，补充热量及营养。

⑫加强巡视，正确喂养，及早发现病情变化及时报告医师，做好抢救准备。

6. 出院前护理指导　患儿病情平稳后转母病室时对母亲及家属进行生活护理指导。

答：（1）指导监测体温的方法及重要性、体温正常值（36.3℃~37.3℃）。

（2）指导如何判断宝宝是否吃饱？

①小便量：6~8 次/日以上，且尿色淡、味道轻 。

②喂奶前母亲乳房胀满，喂奶后松弛。

③婴儿吃奶前哭闹、烦躁，吃奶后愉悦、满足。

④婴儿吃奶后安静睡 2h 以上 。

（3）指导母亲抱孩子喂奶的要点

①宝宝的头和身体呈一条直线 。

②宝宝的脸对着乳房，鼻子对着乳头。

③尽量让宝宝贴近母亲。

④母亲托着宝宝的头、肩及臀部。

⑤吃母乳的宝宝大便的颜色为金黄色、性状较稀、偶有发绿属正常现象，奶粉喂养的宝宝大便为黄褐色糊状。

(4)指导宝宝喂养的注意事项

①喂完奶后,用纱布巾将宝宝的嘴巴擦拭干净;用直立式抱法将宝宝的下巴靠在自己的肩膀上,用空心掌由下往上地轻拍宝宝的背部,直到宝宝打出嗝为止。

②尽量母乳喂养,如需要添加配方奶,应选择奶嘴孔大小合适。因为奶嘴孔的大小会影响到奶水的流量,太小,宝宝吸奶就非常费劲,时间一长就会使他对吸奶失去兴趣;如果孔太大,奶水流量过快,宝宝容易呛奶。

③不要强迫宝宝喝完奶瓶里的奶,勉强只会让宝宝吐奶。

(5)指导洗澡的方法:

①给宝宝擦浴前,先把手表戒指等饰物脱去,以免意外划伤宝宝。

②选择温暖的房间,室温 26℃~28℃并且在浴盆旁准备好尿布、毛巾。

③给宝宝擦浴前要用手腕试下水温,如使用温度计,应当显示在 38℃~40℃。

(5)指导脐部护理　在新生儿洗澡后要注意脐部的护理,垫尿布时要注意暴露出脐部,并且用消毒棉签蘸 75%酒精消毒脐部,1 次/日,消毒时充分暴露脐部,并以螺旋动作向四周擦拭。

(6)指导臀部护理

①排尿后撤去尿布,用湿纸巾擦净会阴部及臀部,更换清洁尿布。

②排便后用温水清洁臀部,小毛巾蘸干,涂少许护臀霜或植物油,更换清洁尿布,动作要轻柔。

7. 出院指导?

答:(1)加强喂养护理,按计划预防接种,6 月 22 日接种第 2 针乙肝疫苗,体重达 2500g 以上接种卡介苗。

(2)观察患儿的反应、纳奶、大小便、腹部情况。

(3)添加维生素 AD,含每日维生素 D,400IU;口服小儿维生素咀嚼片,0.5 片/次,2 次/日,铁剂 2ml/次,1 次/日,1 月后复查血常规(血红蛋白)。

(4)矫正胎龄 40 周儿保科行 NBNA 评分和头颅核磁共振。

(5)出院后 1 周门诊眼科复查,生后 3 月新生儿筛查中心复查听力。

(6)生后 6 月复查心脏超声,不适随诊。

(7)门诊儿童保健科常规体检。

【相关知识讨论】

1. 早产的病因有哪些？

答：(1)胎盘因素：如前置胎盘、胎盘早剥、羊水过少、胎膜早破、多胎等可致早产。

②孕妇因素：妊娠合并症及并发症，如，心脏病、妊高症；生殖器官异常；如子宫肌瘤、子宫异常；吸烟酗酒等不良行为及严重的精神创伤等。

⑦胎儿因素：胎儿畸形。

2. 早产儿使用肺表面活性药物的作用？

答：研究表明，肺表面活性物质(pulmonary surfactant PS)能明显改善患儿肺的顺应性，改善患儿肺的换气功能，提高动脉氧分压，降低机械通气压力及吸入氧的浓度，提高临床治愈率。在用 PS 对新生儿呼吸窘迫综合征(RDS)进行治疗时，需要把握好 PS 的应用时间、剂量及次数。一般首次用药时间应在出生后 24 h 内，越早疗效越好。用药剂量，预防与早期需予以100mg/kg。

3. 早产儿经十二指肠喂养的好处有哪些？

答：早产儿经十二指肠喂养不经胃排空、解决了早产儿胃排空差、反流、误吸等问题，为早产儿尤其是极低出生体重儿喂养不耐受提供了肠内营养治疗技术，早期接受肠道喂养的极低体重早产儿较少发生低血糖、脱水、高胆红素血症、氮质血症及发热，并且骨质疏松的发病率明显降低。十二指肠喂养患儿由于进奶量明显增加，同时解决了腹胀、胃潴留、胃食管反流、误吸、呼吸暂停等问题，体重增长较快、使早产极低出生体重儿的存活率和生存质量明显提高。

4. NEC 分几期，有什么表现？

答：新生儿坏死性小肠结肠炎(NEC)是新生儿常见的肠道严重炎症疾病，早产儿肠道免疫不完善，肠道黏膜屏障不成熟，发病率更高，且体重越低，发病率及病死率越高。

NEC 分三期、表现有：

I 期：可疑病例，非特异性症状，体温不稳定，呼吸暂停，心动过缓，嗜睡等，胃肠道包括，吃奶差，胃潴留，腹胀，呕吐，腹泻及血便(除肛裂外)，腹部

X 线片可以正常或肠扩张,也可有轻度肠梗阻征象,无肠壁囊样积气。

II 期:确证 NEC,除 I 期症状以外还有持续大便潜血阳性或肉眼可见的胃肠道出血,明显腹胀,肠鸣音消失伴或不伴腹部压痛,部分患儿可见代谢性中毒,轻度血小板减少。腹部 X 线片表现为肠道扩张,腹壁水肿,肠绊不变化,肠壁积气或门静脉积气,病死率 15%。

III 期:重症病例,全身情况恶化,出现休克或严重败血症表现,呼吸衰竭,低血压,心动过缓,严重呼吸暂停,呼吸性和代谢性酸中毒,或有严重的胃肠道出血,DIC,血小板减少,并发腹膜炎或肠穿孔,腹部 X 线除上述改变还有气腹,病死率达 60%。总之,早产儿的营养应因人而异;因情况不同,个体差异,营养上应结合个体情况细致考虑。

5. NEC 的确诊依据有哪些?

答:(1)X 线:扩张的肠管固定、腹部异常气体、腹水、腹部气体减少甚至消失、门静脉积气、腹部游离气体–气腹。

(2)腹部拍片:需正侧位、肠管扩张、僵直、肠壁积气(小泡或线样)

(3)腹部 B 超:如肠壁水肿、肠段动力差,为临床提供了预警信息,临床上早期发现、早期处理,有利于防止 NEC 进展为肠穿孔及腹膜炎。

6. 如何预防和治疗呼吸暂停?

答:呼吸暂停是早产儿生后所面临的一个严峻挑战。它可引发呼吸衰竭、肺出血、颅内出血、缺氧缺血性脑病、多脏器衰竭甚至碎死,严重危及早产儿的生命及预后。

(1)体位疗法:体位治疗是所有治疗的基础。研究表明俯卧位疗法有助于降低呼吸暂停(apnea of prematurity, AOP)的发生率。俯卧位可改善胸腹呼吸运动协调性,并能稳定胸壁,且不影响呼吸方式或氧饱和度。推荐“三阶式姿势”,即头、胸、腹部均高于腿部,而头部和腹部维持在同一水平位,胸部抬高倾斜约 15℃,可使氧饱和度下降的发生率降低 12%。此外,应避免头颈部过屈或过伸,保持上气道通畅。

(2)保持气道通畅:上气道阻力增加可引起 AOP,故应缩短鼻胃管保留时间,减少剧烈的经鼻腔吸痰以防止刺激迷走反射。鼻胃管可增加 50%的上气道阻力,用口胃管替代鼻胃管,可减少 AOP 及其伴发的心动过缓的发生。

(3)温度控制:通过系统控制的辐射暖台或培育箱可为早产儿提供一个

稳定的热环境，从而减少体温波动，减少呼吸暂停的发生。

（4）供氧：通过温湿化空氧混合仪供氧，维持氧饱和度在 90%~95%，以避免加重大脑及全身脏器缺氧打击。可通过脉搏氧饱和度监测仪监测氧饱和度。

（5）袋鼠式护理（Kangaroo care）：亦称皮肤接触式护理（skin to skin care），目前其作用已被广泛认知，包括稳定早产儿生命体征、促进体重增长、减少医院内感染及呼吸道疾病、促进认知能力发展和降低疼痛反应、改善睡眠模式、增加母婴交流、提供母乳喂养、缩短住院时间等，因此这种护理方式对 AOP 的治疗可能有潜在作用。

（6）治疗原发病：应积极处理诱发和加重 AOP 的原发病，以减少呼吸暂停的发生。

7. 早产儿肠道的特点有哪些？

答：（1）肠道动力差。

（2）渗透性增加–细菌，病毒和毒素容易透过肠黏膜。

（3）细菌清除率下降，细菌过度生长。

（4）肠道免疫功能不成熟。

（5）B 淋巴细胞数量较少。

（6）产生分泌性 IgA 的能力下降。

（7）胃泌素，胃酸和黏液的产生减少。

8. 怎样预防 NEC 的发生？

答：重视围产期保健，减少早产儿发生率，预防细菌感染，是预防 NEC 的根本措施。

（1）防新生儿缺氧性疾病，如有发生，应禁食 3~5d，使肠道充分休息，至病情好转后开奶，以免肠灌注不良。

（2）提倡母乳喂养，尤其出生 2 周内，因母乳中 IgA 含量高，对新生儿胃肠道黏膜育局部保护作用，且母乳渗透压低，为 286mosm/L。且母乳易消化吸收。

（3）预防感染发生、接触患儿前注意手消毒。

（4）NEC 最新的发病机制开发了新药，包括补充免疫球蛋白制剂，营养因子谷氨酰胺精氨酸和多不饱和脂肪酸的应用，细胞因子如表皮生长因子、肠三叶因子、红细胞生成素、降钙素基因相关肽的干预，以及应用微生态制剂等。

(5)益生菌的补充能明显的降低 VLBW（极低出生体重儿）早产儿 NEC（坏死性小肠结肠炎）的发病率和总病死率，且未报道益生菌使用过程中特殊的病原体引起的败血症。

参考文献

[1] 郜爱青，张慧洁. 25 例早产儿十二指肠喂养的护理体会［J］. 中华全科医学 2010,8(10): 1332-1333.

[2] 李函，乔立兴，黄莉. 蒋犁应用微生态制剂预防早产儿坏死性小肠结肠炎 412 例[J].实用儿科临床,2011,26(8):2011-2012.

[3]王小玲，李雄，康兰，等.预防性使用益生菌对降低极低出生体重早产儿坏死性小肠结肠炎发病率和病死率的 Meta 分析[J]. 中国当代儿科杂志，2015,17(8):856.

[4]曹雪宏，陈晓春，项旦丹，等. 早产儿坏死性小肠结肠炎的护理评估及干预[J]. 护士进修，2013,20:1853-1856.

[5]林丽妮，陈慈，黄巧燕.远红外辐射保温台与婴儿培养箱保暖对早产儿生命体征及体质量的影响[J].中国中西医结合儿科学，2016,8(1):121-122.

[6]何舒婕，丁国芳. 早产儿呼吸暂停的管理[J]. 中国新生儿科，2015(02).

[7]张悦，高红霞，易彬，等. 腹部 B 超在新生儿坏死性小肠结肠炎诊断中的价值[J]. 中国新生儿科杂志，2014,06:398-401.

[8]邵肖梅，叶鸿瑁，丘小汕.实用新生儿学. 北京:人民卫生出版社，2014,64.

（杨晓燕　杨婷）

病例 2　新生儿呼吸窘迫综合征

【病例汇报】

一、患儿病情简述

班××之子，男，主因“生后呼吸急促 30 分钟”入院。第 4 胎，第 3 产，胎龄 35 周，于 2015 年 5 月 29 日 16:11 剖腹产取出，出生体重 2.100kg，Apgar 评分 1min，9 分（皮肤 1 分、呼吸 2 分、心率 2 分、反应 2 分、肌张力 2 分），5min，10 分（皮 2 肤分、呼吸 2 分、心率 2 分、反应 2 分、肌张力 2 分）。羊水清亮，无胎膜早破，脐带胎盘未见异常，因患儿出生后 30min 出现呼吸急促，进行性呼吸困难,故为进一步诊治，转入以“急性呼吸窘迫综合征”收住入院，病程中患儿面色青紫，呼吸困难，无烦躁，无激惹，无抽搐等，小便、大便未解 ,体温正常。

二、相关化验检查

（1）血气分析（未吸氧状态下）：

pH:7.075；PCO_2:72.3mmHg；PO_2:33.9mmHg；Na^+:139.7mmol/L；K^+:4.56mmol/L；iCa^{++}:1.3mmol/L；HCO_3^-:15.1mmol/L；BE:−9.4mmol/L；Lac:2.32mmol/L；血糖:5.0mmol/L。

(2)血常规：白细胞 24.08×10^9/L；红细胞 4.8×10^{12}/L；血红蛋白 173g/L；红细胞压积:56.5%；血小板计数 276×10^9/L。

(3)2015 年 5 月 29 日 18:50X 线片示：多考虑新生儿肺透明膜病(IV 级)。

三、医疗诊断

新生儿呼吸窘迫综合征。

四、治疗经过

住辐射床，监测生命体征（呼吸，心率，血压，SPO_2，体温等）给予扩容、

维生素 K_1 预防出血等对症支持治疗，鼻导管吸氧下 SPO_2 不能维持在 85%，改用头罩（5L/分）吸氧 SPO_2 仍不能维持在 85%、呼吸困难加重，持续正压通气（CPAP）辅助通气后 2h，SPO_2 维持在 85%~90%之间，PEEP 5~6cmH_2O、吸气三凹征阳性、呼吸困难仍不能改善，给予呼吸机同步间歇指令通气（SIMV）模式行辅助通气；气管滴入大剂量（70~100mg/kg）坷立苏显著改善 RDS 患儿氧合状态，滴入前彻底吸净气道分泌物，将药物加温至 37℃，并颠倒使药物充分的混合，用 2ml 针管抽吸药物，将患儿头稍后仰，使气道伸直，将药液从气管中滴入，用复苏囊加压吸氧，给药后进行人工通气 3~5 次；进一步完善相关检查，如拍胸部片，血气分析、血糖、血生化、常规等，25d 后治愈出院。

【护理查房】

查房时间：2015 年 5 月 30 日 10:00

一、入院护理评估

（1）一般状况评估

姓名：班×× 性别：男 年龄：生后 18h

籍贯：甘肃临洮县

（2）现病史：患儿面色青紫、呼吸急促 30min。

（3）既往史：无记录。

（4）个人史：患儿系第 4 胎，第 3 产，胎龄 35 周，于 2015 年 5 月 29 日 16:11 因产母“前次剖腹产”，出生体重 2.10kg，Apgar 评分 1min，9 分。（皮肤 1 分、呼吸 2 分、心率 2 分、反应 2 分、肌张力 2 分），5min，10 分（皮 2 肤分、呼吸 2 分、心率 2 分、反应 2 分、肌张力 2 分）。

（5）家族史：父母体健，家族中无家族性传染病及遗传病病史。

（6）医疗诊断：新生儿呼吸窘迫综合征。

（7）护理体格检查。

T:36.0℃；HR：158 次/分；R：70 次/分；BP:61/35（40）mmHg；头围：32cm；胸围 32 cm；身长：41cm；体重:2.10kg。发育略幼稚。呼吸急促、有呻吟、哭声弱；肤色青紫，肢端欠温暖，无蜕皮，皮肤弹性好，无皮疹，无出血点，无水肿，无硬肿，皮肤黏膜无黄染，毛细血管充盈时间 2s。头颅外形无畸形，无产瘤，无血肿，前囟 1.0cm×1.0cm，张力适中，无隆起，后囟 0.2cm，颅缝无增宽，无重叠，双眼无畸形，眼睑无浮肿，结膜无充血，角膜无异常，巩膜无黄染，无内眦赘皮，无眼距增宽,无凝视。双眼瞳孔等大等圆，对光反射存在。双耳无畸形，耳廓成型直立，鼻翼有煽动，口唇欠红润，口周有发绀，口腔黏膜正常，无唇腭裂。颈软，无抵抗，气管居中，无肿物，无斜颈，颈静脉无怒张。胸廓外无畸形，双侧呼吸动度一致，严重三凹征，双肺呼吸音弱 ，闻及湿啰音，心律整齐，心音有力，未闻及杂音。腹部微膨隆，腹软，触之无张力，无移动性浊音，肝脏肋下 1cm，质软，剑突下 1cm，脾脏肋下未触及，叩诊呈鼓音，肠鸣音正常。脐带无脱落，无渗血，无渗出液，无脓性分泌物，无疝气。脊柱无畸形，肛门存在，肛周皮肤无红肿，男性外阴，双侧睾丸已降至阴囊，四肢肌张力低。神经系统:原始反射（吸吮反射、觅食反射、吞咽反射、拥抱反射、握持反射）未完全引出。

二、问答部分

1. 新生儿呼吸窘迫综合征概述？

答：新生儿呼吸窘迫综合征（neonatal respiratory distress syndrome，NRDS）又称肺透明膜病（hyaline membrane disease，HMD），是早产儿常见的一种呼吸道疾病，在我国发病率约为 1%。但近年来有关足月儿和近足月儿RDS 的报道越来越多，表现为氧合差,进展快,病死率高等特点。该病主要由于肺泡表面活性物质（pulmonary surfactant，PS）缺乏而导致呼气末以肺泡萎陷为主要特征的疾病，主要临床表现为进行性呼吸困难以及呼吸衰竭。主要是由于缺乏肺泡表面活性物质所引起，导致肺泡进行性萎陷，患儿于生后 4~12h 内出现进行性呼吸困难、吸气三凹征，严重者发生呼吸衰竭。发病率与胎龄有关，胎龄越小，发病率越高，体重越轻病死率越高。

2. 该患儿入院时的护理诊断/问题是什么？

答：（1）气体交换受损　与肺泡表面活性物质缺乏导致肺透明膜形成有关。

（2）不能维持自主呼吸　与羊水、气道的分泌物吸入导致低氧血症和高碳酸血症有关。

（3）体温过低　与保暖措施不当及体温调节中枢发育不全有关。

（4）营养失调　低于机体的需要量，与患儿吸吮能力差，摄入量不足有关。

（5）有脱管的危险　与患儿烦躁、不舒适有关 。

(6)有感染的危险　与人工气道存在，患儿病情危重抵抗力低有关。

(7)潜在的并发症　心力衰竭、中毒性脑病、中毒性肠麻痹。

3. 该患儿的护理目标是什么?

答:(1)患儿呼吸通畅、无窒息发生。

(2)能维持正常体温。

(3)无感染发生。

(4)无并发症发生。

4. 该患儿的护理措施是什么?

答:(1)保持呼吸道通畅。

①胎儿娩出后立即用一次性的吸痰管吸净口、咽、鼻腔黏液和羊水。

②保持呼吸道通畅，摆好体位，肩部垫高 2~2.5cm,使颈部轻微的仰伸、减少呼吸道的弯曲度、增加通气。

③氧气供给:鼻导管(36%)SPO_2 不能维持在 85%,改用头罩(5L/分)吸氧 SPO_2 仍不能维持在 85%、呼吸困难加重，CPAP 辅助通气后 2h，SPO_2 维持在 85%~90%之间，PEEP 5~6cmH_2O、吸气三凹征阳性、呼吸困难仍不能改善，给予呼吸机 SIMV 模式行辅助通气。

(2)协助医生将肺表面活性物质从气管内滴入，滴入前彻底吸净气道分泌物，将药物加温至 37℃，并颠倒使药物充分的混合，用 2ml 针管抽吸药物，将患儿头稍后仰，使气道伸直，将药液从气管插管中滴入，按平卧、右侧卧、左侧卧、半卧位顺序注入，每次注入时间约为 10~15min，给药间隔气囊加压辅助通气。3~5 次，有利药液更好地弥散，用药后 4h~6h 内禁止气道内吸引。

⑤呼吸机辅助通气的过程中，气道内分泌物多时进行吸痰，采用一次性密闭式吸痰，吸痰前将氧浓度升高使 SPO_2 稳定在 95%左右，再进行吸引，动作轻柔、迅速，每次吸引时间<10s，负压 8~13.3kPa。操作时注意 SPO_2 的变化，如 SPO_2 下降，气促明显应尽快停止吸痰。

(3)保暖。

①将患儿置新生儿辐射床保暖，擦干全身、每 4h 监测体温一次保持体温在 36.3℃~37.3℃之间，保持环境温度在 22℃~24℃。

②根据患儿的体温设置辐射床的温度，用透明膜保暖使相对湿度保持

在 55%~65%之间，减少热量及不显性失水的丢失。

③每日开窗通风 2 次，避免对流风，湿度保持在 55%~65%。

（4）营养失调。

①遵医嘱禁食，给予 10.5%GS 液体输注，严格按照医嘱执行输液的速度，加强巡回，防止液体外渗。

②遵医嘱监测血糖，血糖应维持在 2.8~7.0 mmol/L 之间。

③每日计算出入量、称体重、严密监测患儿呼吸、心率、血压和血气，有无神经系统阳性体征。

（5）气管插管管道的护理。

①采用布单包裹并固定患儿。

②用自粘胶布妥善固定气管导管，标明导管外露长度，每班交班。以确定插管深度，听诊双肺呼吸音；保持气管插管平直，防止因为弯曲导致通气不足。每 2 h 监测并记录呼吸机的参数，及时汇报和处理呼吸机报警。

③搬动病人时，注意不要牵扯管道，病情允许时先脱机后搬动。

（6）预防感染。

①严格执行消毒隔离制度，用物一人一用一消毒。

②吸痰时严格无菌操作，尽量使用密闭式吸痰管。

③加强口腔、脐部护理，预防口腔及脐部感染。

④密切观察患儿体温 使体温维持在 36.3℃~37.3℃。

⑤禁食期间，鼻饲管每周更换两次。

【相关知识讨论】

1. 新生儿呼吸窘迫综合征高危因素有哪些？

答：主要有以下几个方面:早产儿：早 产 RDS 绝大多数是由于早产、表面活性物质合成与分泌不足导致，这种缺乏以及不成熟肺的构造是导致 RDS 形成的最初原因。妊娠胎龄越少越易引起较高的 RDS 发生妊娠 34 周以上的发生率只有 25%，而妊娠胎龄<28 周的发生率高于 80%，研究的数据显示胎龄<27 周的超早产儿发病率高达 95%以 上。

②足月儿 RDS 的高危因素中母亲糖尿病、孕妇高血压、胎膜早破、胎盘异常、宫内感染、宫内窘迫等容易造成肺泡毛细血管膜损伤和膜的通透性

增高，引起急性低氧血症性呼吸衰竭。剖宫产造成肺液吸收延迟，肺表面活性物质难以发挥作用，肺泡表面张力升高，形成肺不张，降低了 V/Q 比值，影响气体交换，体内缺氧、无氧代谢增加，酸性代谢产物生成增多，以致产生酸中毒，加重肺泡毛细血管内皮细胞和肺泡Ⅱ型上皮细胞的损伤。

③宫内窘迫和出生时窒息：宫内及出生的缺氧均可导致肺通气及换气功能的障碍。

2. 新生儿呼吸窘迫综合征的并发症有哪些？

答：（1）气漏　由于肺泡壁的损伤，气体溢至肺间质，或由于机械通气时吸气峰压或平均气道压过高引起间质性肺气肿，气体沿血管至纵隔，引起纵隔气肿，间质气肿也可引起气胸，气漏。

（2）氧中毒　当吸入氧浓度（FiO_2）过高，或供氧时间过长，可能发生氧中毒，以支气管肺发育不良和眼晶体后纤维增生最常见，前者为肺本身的病变，使呼吸机不易撤除；后者表现为晶体后视网膜增生或视网膜剥离，使视力减退，甚至失明。

3. 如何预防呼吸机相关肺炎（VAP）？

答：①半卧位，床头抬高 30℃~45℃。

②在接触患儿前后注意手部卫生，吸痰操作时戴手套，口罩等无菌防护措施。

③长期使用时呼吸机管道每周更换一次，有明显分泌物或污染时应及时更换。

④更换呼吸机管道时需用 75%酒精消毒呼吸机管道连接部位的接头和模肺接口。

⑤湿化器中须使用灭菌注射水，每 24h 更换湿化水，积水杯中的冷凝水应及时倒弃，严禁使冷凝水流向病人，冷凝水不可直接倾倒室内地面。

⑥对呼吸机回路的密闭状态应经常性检查维护，避免漏气 。

⑦加强翻身，及时清理呼吸道分泌物，建议采用密闭式吸痰管，动作轻柔。

⑧加强口腔护理，保持胃管开放，定时抽吸胃内容物。

⑨气管插管建立人工气道和机械通气影响呼吸道的防御功能，避免使咽部寄殖的细菌及分泌物沿导管周围进入气管，增加下呼吸道感染的机会。

加强营养支持以减少呼吸道和消化道致病菌定植机会。

4. 应用呼吸机机械辅助通气的指征有哪些?

答:①各种原因引起的呼吸衰竭:如肺部疾病,神经系统疾病,心血管疾病。

②难治性低氧血症:吸入氧浓度 FiO_2 为 80%~100%时,PaO_2<50~60mmHg。

③反复呼吸暂停,重症 RDS 等 CPAP 治疗无效者。

④严重呼吸性酸中毒:$PaCO_2$>50~65mmHg。

⑤全身性的严重疾病:如心肺复苏,多器官功能衰竭 。

⑥严重脑水肿,颅内高压,过度通气降低 $PaCO_2$,减轻脑水肿。

5. 新生儿机械通气常见并发症有哪些?

答:①气胸。

②过度通气。

③皮下气肿和纵膈气肿。

④呼吸机相关性肺炎、肺不张。

⑤支气管肺发育不良。

⑥循环系统并发症(低血压、心律失常)。

参考文献

[1]余晶,祝华平,李宁,等. 足月儿和近足月儿呼吸窘迫综合征需重复应用肺表面活性物质高危因素分析[J]. 中国新生儿科杂志,2016,02:115-119.

[2]赵冰,潘家华. 不同肺表面活性物质治疗新生儿呼吸窘迫综合征疗效比较[J]. 中国新生儿科杂志,2014,03:158-161.

[3] 褚桂克. 中西医结合治疗甲型 H1N1 流感合并呼吸窘迫综合征 13 例临床观察[J]. 中医临床研究,2012,03:103-104.

[4]王盛枝. 空氧混合鼻塞持续气道正压治疗新生儿呼吸窘迫综合征的观察护理[J]. 护士进修杂志,2012,01:57-58.

[5]叶蕾,杨小红,孙小娟. 高频振荡通气加常频通气治疗早产儿肺透明膜病的临床和护理研究[J]. 实用临床医药杂志,2012,02:89-91(06).

(杨晓艳)

病例 3　新生儿低血糖症

【病例汇报】

一、患儿病情简述

马××，第 4 胎，第 2 产，胎龄 38 周，于 2015 年 5 月 29 日 15:46 剖腹产，男孩，单胎，出生体重 4.810kg，Apgar 评分 1min，8 分，5min，9 分。生后已开奶，患儿出生后监测血糖低（2.1mmol/l），纳奶后血糖仍低（1.7~1.5mmol/l），以“新生儿低血糖症”收住入院。

二、相关化验检查

（1）血常规：白细胞 27.44×10^9/L；红细胞 5.1×10^{12}/L；血红蛋白 187g/L；红细胞压积 56.1%；血小板计数 155×10^9/L；淋巴细胞百分比 55.4%。

（2）血生化：谷丙转氨酶 18U/L；谷草转氨酶 66U/L；总蛋白 49.4g/L；白蛋白 37.4g/L；球蛋白 12g/L；直接胆红素 10.9umol/L；间接胆红素 131.6umol/L；肌酸激酶同工酶 52U/L；肌酐 65umol/L。

（3）血糖：入院血糖 2.1mmol/L，喂奶 1h 血糖 1.7 mmol/L。再次复测血糖 1.5 mmol/L。

（4）血气分析（未吸氧状态下）：

pH:7.313；PCO_2:41.2mmHg；PO_2:46.0mmHg；Na^+:139.3mmol/L；K^+:4.43mmol/L；iCa^{++}:1.29mmol/L；HCO_3^-:20.4mmol/L；BE:−5.8mmol/L；Lac2.92mmol/L。

三、医疗诊断

①新生儿低血糖症；②巨大儿。

四、治疗经过

5 月 29 日患儿入院时呼吸急促，皮肤略发绀，故给予保暖、预防出血及感染、配方奶喂养、静脉营养维持等对症支持治疗，并积极完善相关化验检查。5 月 31 日患儿皮肤黄染明显，经皮胆红素值 12.9~11.8mg/dl，高于正常，给予单面光疗。补充诊断：新生儿高胆红素血症。经上述治疗后，患儿病情明显好转，自纳奶完成好，体重持续增长，查体未见明显阳性体征，复查各项化验检查均未见明显异常。治疗 12d 准予出院。

【护理查房】

护理查房时间：2015 年 5 月 30 日 16：00

一、入院护理评估

（1）一般资料

姓名：马×× 　　性别：男 　　年龄：24h

籍贯：甘肃兰州市

（2）现病史：患儿出生后监测血糖偏低 2.1mmol/L，纳奶后血糖仍低，1.7~1.5mmol/L。

（3）既往史：无特殊记录。

（4）预防接种史：卡介苗未接种，乙肝疫苗未接种。

（5）喂养史：生后 1h 开奶，奶量 30ml，配方奶粉喂养，血糖低，禁食水，10%GS 维持。

（6）个人史：第 4 胎，第 2 产，足月剖宫产，无生后窒息缺氧史，出生体重 4.180kg。

（7）家族史：父亲体健，母亲孕期为“妊娠期糖尿病、妊娠期高血压”。未服用药物，饮食控制。无家族性传染病及遗传病病史。

（8）护理体格检查：

T：36.5℃；HR：130 次/分；R：40 次/分；BP：73/45（56）mmHg；头围：38cm；胸围 36cm；身长：53cm；体重：4.810kg；反应好，哭声洪亮；面色红润，肢端温暖，无蜕皮，皮肤弹性好，无皮疹，无出血点，无水肿，无硬肿，皮肤黏膜无黄染，毛细血管充盈时间 2s，双眼无畸形，眼睑无浮肿，结膜无充血，角膜无异常，巩膜无黄染，无内眦赘皮，无眼距增宽，无凝视。双眼瞳孔等大等圆 0.2cm，对光反射存在。头颅外形无畸形，无产瘤，无血肿，前囟 1.2cm×1.2cm，张力适中，无隆起，后囟 0.2cm，颅缝无增宽，无重叠，口唇红润，口周无发绀，口腔黏膜正常，无唇腭裂。发育成熟，营养好。皮肤颜色红润。胸廓外观无畸形,双侧呼吸动度一致,无三凹征,双肺呼吸音清 ,两肺未闻及湿啰音,心律整齐,心音有力,未闻及杂音。腹部微膨隆,腹软,触之无张力,无移动性浊音,肝脏肋下 1cm,质软,剑突下 1cm,脾脏肋下未触及,叩诊呈鼓音,肠鸣音正常。脐带无脱落,无渗血,无渗出液,无脓性分泌物,无疝气。脊柱无畸形,肛门存在,肛周皮肤无红肿,男性外阴,双侧睾丸已降至阴囊,四肢肌张力正常。原始反射(吸吮反射 、觅食反射、吞咽反射、拥抱反射、握持反射)完全引出,神经系统正常。

二、问答部分

1. 什么是新生儿低血糖症?

答:新生儿低血糖症是指:新生儿血糖低于所需的血糖浓度,足月儿出生后 3d 内全血血糖<2.2mmol/L(40mg/L);3d 后血糖<2.6mmol/L(40mg/dl);目前认为凡全血血糖<2.2mmol/L(40mg/dl)可诊断为新生儿低血糖症,严重的低血糖持续或反复发作可引起中枢神经的损害。而且血糖水平越低、持续时间越长,脑损伤发生率越高。新生儿低血糖可以是一个独立的疾病,也可能是其他疾病的一个临床表现。常见于早产儿、足月小样儿、糖尿病母亲的婴儿,新生儿缺氧状态、硬肿症、感染败血症。

2. 该患儿入院时的护理诊断/问题是什么?

答:(1)营养失调　与摄入量不足有关。

(2)活动无耐力　与供需失调有关。

(3)低效型呼吸形态　与血糖低发生呼吸暂停有关。

(4)皮肤完整性受损　与液体外渗、足跟采血有关。

(5)有感染的危险　与消毒隔离技术不严有关。

(6)潜在的并发症　低血糖持续可并发智力低下、脑瘫、震颤、惊厥、昏迷等神经系统后遗症。

3. 该患儿的护理目标是什么?

答:(1)维持血糖正常、满足机体的摄入量。

(2)全身皮肤完好。

(3)无呼吸暂停发生。

(4)无并发症发生。

4. 该患儿的护理措施是什么？

答：(1)基本护理：很多新生儿低血糖入院后及时采取常规的护理方式。首先创造良好的病房环境，保证病房的干净整洁，维持适宜的温度，定时开窗通风，保持湿度，定期消毒，每次半小时。为患儿建立静脉通道，调节输液速度，检查输液有无渗漏现象，以免患儿发生静脉炎；随时注意监测新生儿的生命体征，每隔 4h 测量一次体温，对于生命体征不太稳定的患儿施以心电监护和吸氧，防止患儿出现抽搐、呼吸暂停的情况，随时准备好抢救仪器。

(2)监测血糖含量和低血糖症状：新生儿低血糖无明显的临床症状，因此容易误诊或漏诊。新生儿出生后应该立即测血糖，之后每隔 1~2h 监测一次，直到两次监测值都是正常才可以停止。护士在护理过程中要注意随时监测患儿的低血糖含量，如若监测结果异常，血糖含量偏低，护士应及时采取护理措施，防止患儿出现病变现象。患儿低血糖的具体表现：精神不振、反应迟缓、呼吸不畅、抽搐；心跳频率变高，出现病理反应；不同于原有疾病的临床症状。护士要随时注意患儿是否出现以上症状，及时采取护理措施。

(3)早期喂养：血糖是新生儿的主要营养补给物质，为了防止新生儿血糖偏低，可以提前喂养，但是新生儿的喂养方式必须结合新生儿的孕周、体重、呼吸情况，符合正常条件的新生儿可以直接喂养，早产、体重偏低的新生儿要根据吞咽的能力，给予适当的营养补充。喂养的食物要按照标准的比例进行配制，调整水、电解质、酸碱适度，保持能量平衡。

(4)防止感染：新生儿体质较弱，免疫力差，极易感染，为了防止出现感染现象，病区内要做好消毒、隔离措施。护士接触患儿前要先洗手，患儿用品要分开专用，注意对患儿的皮肤护理，特别是肚脐和臀部，保证患儿身体干净、卫生。在对患儿进行血糖监测时，要做到无菌采血、无菌包扎，防止感染。

【相关知识讨论】

1. 新生儿低血糖症的病因有哪些？

答：(1)胎儿能量需求的 60%~70%来自葡萄糖，葡萄糖几乎全部由母体经胎盘脐带供给。胎儿的血糖水平约为体水平的 2/3。随着出生时脐带的离断，母体向胎儿的葡萄糖供给也突然中断。此时新生儿体内可迅速通过肝糖原分解、糖异生以及利用外源性营养物质等方式,使体内维持正常的血糖水平。在生后过渡期间,足月健康新生儿的血浆血糖通常于生后 1~2 h 内降至低点,随后逐渐回升,并于生后 3~4h>45mg/dl 以上。

(2)新生儿低血糖是由于机体对糖的利用与其产生及调控之间失衡所致。新生儿低血糖的病因主要是能量贮备少、葡萄糖利用增加、血胰岛素水平增高、内分泌及代谢性疾病、遗传代谢病等因素。胎儿肝糖原的贮备主要发生在胎龄最后 4~6 周,胎儿棕色脂肪的分化是胎龄 26~30 周开始,一直延续至生后 2~3 周,婴儿出生时因环境寒冷、呼吸做功和肌肉活动,需要的能量值明显增加,要求更多的能量贮存以维持血糖水平。

(3)早产儿和小于胎龄儿,肝糖原和棕色脂肪及贮存量少,出生后代谢所需能量又相当高,易发生低血糖孕母病史有发生过妊娠高血压综合征或胎盘功能不全者其婴儿低血糖症的发生率更高。新生儿患严重疾病如窒息、RDS、硬肿症和败血症等也易发生血糖低下,这些应激状态常伴有代谢率增高、缺氧、低体温儿能量消耗增加及贮存减少有关,产热能力增高也不能满足体温调节的需要。

(4)新生儿感染时糖代谢率增加,平均葡萄糖消耗率比正常儿增加 3倍。新生儿糖原异生酶活性低,而感染时可加重糖原异生,主要靠棕色脂肪释出甘油促进,感染严重时棕色脂肪耗竭,糖原异生来源中断,从而也促进血糖低下。暂时性的高胰岛素血症常见于母亲患糖尿病的婴儿,因孕母血糖高,患儿血糖也随之升高。

(5)婴儿出生后来自母亲的糖中断,可致低血糖。新生儿半乳糖增加,葡萄糖相应减少也可引起低血糖。

2. PICC 导管的护理?

答:PICC 是指经外周静脉穿刺并置入的中心静脉导管,导管末端位于上腔静脉与右心房交界处。

(1)置管后 24h 由责任护士与组长共同更换敷贴,如怀疑污染或贴膜卷曲,及时更换敷贴。每周由责任组长和责任护士共同更换敷贴及肝素帽 2 次。

(2)使用进口推注泵 24h 维持液体,不得间断;最好使用单道推注泵,以免发生操作错误。

(3)导管的冲洗与封管①导管的冲洗 输注静脉营养液时每班交接用浓度 1U/ml 的肝素液 1~2ml 脉冲式冲管,顺序为盐水-肝素钠-盐水。5ml 以下空针禁忌推注,以防导管断裂。

②导管的封管原则:在给予肝素不相容的药物/液体前后均使用生理盐水冲洗,注意药物的配伍禁忌,最后用淡肝素液 1~2ml 正压封管。

(4)如为肝素钠维持,严密观察进液速度及穿刺侧肢体情况;每周更换敷贴时,检查敷贴下的皮肤、管内回血情况。

(5)停止输液时,先用 2ml NS 彻底冲管,再用浓度 10 U/ml 的肝素液 1ml 封管。

(6)PICC 在记录时特护单反映总的情况如:是否通畅,有无渗血、红肿;外管长度、上下臂围、更换敷贴等情况在 PICC 护理记录单上记录。

(7)输液的患儿液速小于或等于 5ml 时,输液泵必须高于患儿穿刺肢体。

(8)新生儿 PICC 导管内径小,禁忌输血及血制品。

(9)各班请注意核查不同品牌推注泵(思路高、威高、阿童木)功能。保证输液泵功能良好。

(10)尽量让患儿保持安静,严格无菌操作,严格核对外管长度,动作轻柔,避免皮肤破损,避免导管打折。

(11)关节部位 PICC 需用夹板固定、对于穿刺点渗血较多者,予止血海绵按压,或遵医嘱给药。

3. 新生儿低血糖可分为哪几类?

答:(1)暂时性低血糖 低血糖持续时间较短,不超过新生儿期。①葡萄糖储存不足,主要见于早产儿、窒息缺氧、败血症、小于胎龄儿、先天性心脏病等。②葡萄糖利用增加,多见于患有糖尿病母亲的婴儿、Rh 溶血病等。

(2)持续性或反复性低血糖常 见于胰岛细胞瘤、先天性垂体功能不全、遗传代谢病等。

(3)医源性低血糖 由于医务人员的治疗,护理不当所造成的低血糖。如:未及时喂奶;输液过程中因静脉穿刺暂停液体。

4. 低血糖症的临床表现有哪些?

答:(1)患儿出现精神差、反应迟钝低下、嗜睡、出汗、低体温、吸吮乏力、拒乳、哭声无力、呼吸暂停、易激惹、惊厥、肢体抽搐等临床症状。

(2)面色苍白或发绀、四肢末梢发凉、眼球震颤、对光反射迟钝、心跳加快或明显减慢、心音低顿减弱以及肌张力低下、生理性神经反射减弱或出现病理反射等体征。

(3)与原发疾病的临床表现不相符合的临床症状与体征。

5. 低血糖的治疗原则有哪些?

答:(1)临界无症状性低血糖:应争取在生后 1 h 内,开始喂饲(或鼻饲)5%~10%葡萄糖水 10 ml/kg,并尽早建立良好的哺乳。30~60 min 内复查血浆血糖值。如果血糖值仍低,开始给予静脉输注葡萄糖治疗。

(2)症状性低血糖:需测血浆血糖值进行确认,同时开始静脉输注葡萄糖治疗(无需等待核实结果)。开始可以 10%葡萄糖 2ml/kg(200mg/ kg),以 1ml/min 的速度静脉推注,随后以 6~8mg/(kg·min)的滴速静脉维持,并于 20~30min 后复测血糖,随 后每小时测 1 次直至稳定。一旦血糖水平稳定,可 4~8h(进食前)监测血浆血糖水平。若静脉输糖后,血糖值不能维持在>若静脉输糖后,血糖值不能维持在>50 mg/dl 的水平,可在 24h 内以逐步提升输糖速度(每次提升 2 mg/(kg·min),直至 12~15mg/(kg·min)。当静脉输糖治疗 24h 后,连续 2 次血糖监测均>2.8mmol/L 时,则每 4~6h 降低输糖速度 2mg/(kg·min),同时继续监测血糖。当糖速降至 4 mg/(kg·min),且满足经口充分喂养和血糖值>50 mg/dl 时,可以停止静脉输糖。

(3)持续性低血糖:指输糖速度>12~16mg/(kg·min)才能维持正常血糖范围,或出生 7d 以后仍反复发生低血糖,除了静脉输糖外还可采用氢化可的松、二氮嗪、胰高血糖素和奥曲肽(octreotide)等药物治疗。同时应积极进行相关代谢性疾病的筛查试验和特殊检查,以明确病因和诊断,进行对因治疗。

参考文献

[1]钟旭. 新生儿低血糖监测及早期护理干预的效果[J]. 中国医药指南,2015,06: 233-234.

[2]Rahier J,Guiot Y,Sempoux C. Morphologic analysis of focal and diffuse forms of congenital hyperinsulinism. Semin Pediatr Surg,2011,20: 3-12.

[3]闫果林,封志纯.新生儿高胰岛素血症性低血糖症研究进展[J]. 中国新生儿科

杂志,2015,30（2):150-151.

[4]Jain A,Aggarwal R,Jeeva Sankar M,et al. Hypolycemia in the newborn[J]. Indian J Pediatr,2010,77(10):1137~1142.

[5]邵建芳,董跃彦,胡引,等. 母婴同室新生儿低血糖的临床分析[J].护士进修杂志,2011,26(13):1242.

[6]张鹍,霍花,颜霞. 1 例置入 PICC 发生血栓性静脉炎成功保留导管患者的护理[J]. 中华护理杂志,2014,10:1276-1278.

（杨晓艳）

病例 4　新生儿 ABO 溶血症

【病例汇报】

一、患儿病情简述

马 XX 之女，女，主因“皮肤黄染 1d 伴抽搐 1 次”入院。患儿于 2015 年 5 月 15 日 7:30 自然分娩，出生情况良好，生后 2d 出现皮肤黄染，家属未给予治疗，生后 4d 逐渐加重，并出现抽搐，就诊于某三甲医院，查血生化总胆红素 461.7μmol/L，直接胆红素 46.2μmol/L，间接胆红素 415.5μmol/L，给予“双面蓝光光疗、人血白蛋白、苯巴比妥钠”（具体剂量不详）等对症支持治疗治疗，并拟行新生儿换血术，家属拒绝换血治疗，家属为求进一步诊治前来新生儿科门诊就诊，于 2015 年 5 月 17 日 15:30 门诊以“新生儿高胆红素血症”收住。患儿病程中无发热、烦躁、易激惹、发绀，有抽搐，奶量完成尚可，反应欠佳。母亲血型 O 型，RH 阳性。

二、相关检验

（1）血常规：白细胞 27.93×10^9/L；红细胞 3.4×10^{12}/L；血红蛋白 126g/L；红细胞压积 35%；血小板计数 279×10^9/L；淋巴细胞百分比 21.9%；单核细胞百分比 8%；中性粒细胞百分比 62.6%；血糖 3.6mmol/L。

（2）血气分析（未吸氧状态下）：pH:7.374；PCO_2:42.6 mm;HgPO_2:31.6 mmHg；Na^+：137.9mmol/L；K^+：3.99mmol/L；iCa^{++}：1.32mmol/L；HCO_3^-：23.1mmol/L；BE：-0.9mmol/L；Lac：1.66mmol/L。

（3）经皮测胆红素：28~29mg/dl。

（4）血生化：总胆红素 651.9μmol/L；直接胆红素 26.9μmol/L；间接胆红素 625μmol/L；C-反应蛋白 2.7mg/L 。

（5）2015 年 5 月 15 日 2:30 新生儿溶血试验示：ABO 溶血试验阳性。

(6)心脏彩超示:卵圆孔未闭。

(7)头颅 B 超示:双侧室管膜下出血。

三、医疗诊断

(1)新生儿 ABO 溶血性黄疸。

(2)新生儿 ABO 溶血症。

(3)新生儿低氧血症。

(4)新生儿 ABO 溶血性贫血。

四、治疗经过

患儿入院后积极完善相关检查,给予双面蓝光光疗,碱性液、白蛋白治疗等对症支持治疗。5 月 18 日行新生儿换血术,过程顺利无不良反应;患儿生命体征平稳,一般情况好,奶量自纳完成好,未见吐奶及呛咳,查体未见明显异常,查血未见明显异常,9d 后治愈出院。

【护理查房】

查房时间:2015 年 5 月 16 日 15:00

一、护理评估

(1)一般资料

姓名:马 XX　　　性别:女　　　年龄:生后 4d

籍贯:甘肃省兰州市

(2)现病史:皮肤黄染 3d 伴抽搐 1 次。

(3)既往史:无记录。

(4)个人史:乙肝疫苗、卡介苗已接种。

(5)家族史:无家族性传染病及遗传病病史,无类似病。

(6)护理体格检查。

T:36.6℃;HR:110 次/分;R:40 次/分;BP:72/37(56)mmHg;头围:33cm;胸围 31cm;身长:48cm;体重:3.230kg。反应欠佳,呼吸平稳,无呻吟,哭声响亮。皮肤黄染,肢端温暖,无蜕皮,皮肤弹性好,无皮疹,无出血点,无水肿,无硬肿,皮肤黏膜重度黄染,毛细血管充盈时间 2s。头颅外形无畸形,无产瘤,无血肿,前囟 1.1cm×1.2cm,张力适中,无隆起,后囟 0.3cm,颅缝无增宽,无重叠,双眼无畸形,眼睑无浮肿,结膜无充血,角膜无异常,巩膜有黄染,无内眦赘皮，无眼距增宽，无凝视。双眼瞳孔等大等圆，对光反射存在。双耳无畸形，耳廓硬，鼻翼无煽动，口唇红润，口周无发绀，口腔黏膜正常，无唇腭裂。颈软，无抵抗，气管居中，无肿物，无斜颈，颈静脉无怒张。胸廓无畸形，双侧呼吸动度一致，无三凹征，双肺呼吸音清，两肺未闻及湿啰音，心率110次/min，心律整齐，心音有力，未闻及杂音。腹部微膨隆，腹软，触之无张力，无移动性浊音，肝脏肋下1cm，质软，剑突下1cm，脾脏肋下未触及，脐带未脱落，无渗血、渗液，无脓性分泌物，无疝气，叩诊呈鼓音，肠鸣音正常。脊柱无畸形，肛门存在，肛周皮肤无红肿，女性外阴，大阴唇已遮盖小阴唇，四肢肌张力正常。神经系统:原始反射(吸吮反射 能完全引出，觅食反射能完全引出，吞咽反射能完全引出，拥抱反射能完全引出，握持反射) 能完全引出，神经系统无异常。

二、问答部分

1. 患儿光疗过程中发热如何处理？

答：发热是光疗最常见的不良反应之一，严密监测体温，蓝光光疗中患儿体温要保持在36.3℃~37.3℃之间，每4h测体温一次，如体温超过38.5℃时，应暂停光疗，打开蓝光箱窗户散热，温水擦浴后，体温正常后继续光疗。

2. 患儿光疗过程中为什么易出现腹泻？

答：蓝光光疗中腹泻是常见的副作用，也是临床常见病，多发病。由于新生儿免疫功能不完善及环境因素影响，奶温不适中，经污染的乳品、水、奶具等进入消化道或成人带菌者传染引起腹泻，可导致水，电解质紊乱，对新生儿健康危害甚大。

3. 该患儿入院时的护理诊断/问题是什么？

答：(1)知识缺乏　家属缺乏对本病的认识 。

(2)焦虑　与家属担心患儿疾病及预后有关。

(3)母乳喂养中断　与治疗有关。

(4)潜在并发症　①胆红素脑病；②有窒息的危险。

(5)贫血　与溶血性黄疸有关。

4. 该患儿的护理目标是什么？

答：(1)积极配合治疗、黄疸减轻。

(2)患儿家属焦虑、恐惧减轻或消失。

(3)患儿患病期间能获得所需要的营养和水分。

(4)无并发症发生。

(5)贫血得到纠正。

5. 该患儿的护理措施是什么?

答:(1)知识缺乏　向家属说明引起黄疸的原因、护理、治疗方案使家属了解病情,取得家属配合治疗。进行换血治疗。

(2)焦虑　与家属担心患儿疾病及预后有关。

① 向家长介绍患儿病情,并告知探视制度及时间。

② 告知家属换血治疗的必要性。

③向家属举例说明部分患儿换血治疗后的预后及转归。

(3)母乳喂养中断　与治疗有关。

①告知家属储奶袋的使用方法。

②指导母亲挤奶量、储存奶的方法;告知家属送奶的时间。

(4)抽搐的护理:①密切观察患儿面色及全身皮肤的颜色、精神状态,监测体温、脉搏、呼吸、心率、SPO_2、尿量的变化及肝脾肿大等情况。

②婴幼儿在抽搐前常常会有烦躁不安,尖叫、抓鬓、打头或激惹状态,此时应注意抽搐的发生,根据医嘱给予镇静药,早期诊断,早期治疗。

③避免对患儿突然刺激,各种护理操作集中进行,观察抽搐发生的频率、持续时间,有缺氧时及时鼻导管吸氧、氧流量 0.5~2L/min。

④遵医嘱使用镇静药物苯巴比妥钠(5~10mg/kg.次);地西泮 0.1~0.3mg/kg.次。

(5)蓝光照射护理。

①光疗前予戴黑色眼罩, 穿窄条尿裤保护外阴, 脱掉衣服后头侧平卧位。进行蓝光照射治疗给患儿洗澡,清洁患儿皮肤,不涂油,不扑粉,以免影响光疗效果,更换尿布,修剪指甲,戴手套、脚套,防止损伤皮肤。

②光疗中的护理,光疗过程中加强巡视,防止过度哭闹,哭闹明显时予以安慰,以减少体力消耗及防止乳突及两足摩擦致皮肤破损,每 2h 翻身一次。注意观察黄疸部位和程度的变化,注意观察大小便的颜色、量、性状、勤换尿布;测量生命体征;皮肤有无光疗皮疹;患儿有无烦躁、嗜睡、反应欠佳,发热,呕吐,腹胀、腹泻,纳奶差等情况;有无发热,呼吸暂停,面色发绀,

如有应暂停光疗，报告医生及时处理并做进一步检查，光疗患儿大便变稀，变绿，次数增多，加强臀部护理。

③光疗中饮食护理 奶温适中，腹泻患儿常伴有呕吐及食欲减退，伴有腹胀时，应禁食，必要时给予不含乳糖的防腹泻婴儿专用奶粉，给予肠外营养供给支持，以利疾病的早日康复。

④光疗中一般检查：总胆红素、血常规、粪常规，C反应蛋白，对新鲜的水样便应立即进行还原物质和粪便pH值检查，pH值小于6和有还原物质存在，有助于诊断肠道黏膜损伤引起的糖吸收不良。

⑤病原检测：及时做粪便培养，细菌性感染早期，培养阳性率较高，病毒性腹泻可在病程5d内，做病毒分离或进行双份血清抗体检测，直接检测粪便标本中轮状病毒抗原的酶免疫试验（ELAS）最敏感的方法。

⑥血气分析：患儿腹泻或发烧时了解 PO_2、PCO_2/BE值、pH值，了解有无酸中毒及酸中毒的程度，判断脱水的性质，指导诊断、治疗。

⑦预防感染：蓝光箱使用前进行消毒处理，接触患儿前，用免洗手消液进行消毒，使用高压灭菌的奶嘴、奶瓶，有感冒或上呼吸道感染者或腹泻尽量不接触患儿，若接触应戴口罩、洗手，要做好口腔眼部、脐部，臀部护理避免引起感染，病室隔离。避免院内感染。

（6）换血疗法的护理：

换血是治疗高胆红素血症最迅速的方法. 主要用于重症母婴血型不合的溶血病。

①换血前的准备

（1）环境准备：换血室预先用紫外线消毒1h,物体表面用0.25g/L的含氯消毒液擦拭一遍，以预防感染，预热辐射式抢救台，保持室温在24℃~26℃。

（2）仪器准备：心电监护仪、推注式输液泵、脉冲式输液泵、血糖测定仪。

（3）材料：手术衣、无菌治疗巾、血常规及血生化试管、适量注射器、输液器、输血器、24G留置针、3M透明敷贴、三通管、夹板、废血瓶等。

（4）药物及急救物品的准备：常用药物：10%葡萄糖酸钙、10%葡萄糖、肝素、生理盐水;盐酸肾上腺素、气管插管、喉镜等其他急救物品。

（5）患儿准备: 换血前禁食4h,急诊入院需紧急换血者应该抽空胃内容物。留置动、静脉置管;置管成功妥善固定;用肝素生理盐水(肝素 10u/ml)2ml 正压封管;开通两条静脉通路,一条用于输液,另一条用于输血;患儿仰卧于铺好无菌巾的辐射式抢救台上,适当固定四肢。

(6)换血通道的连接:动静脉端的连接顺序:50ml 空针→7 号输血针→静脉留置针(用推注式输液泵输入血液),动脉留置针→9 号针头→吊瓶式输液器(倒置放入脉冲式输液泵里)→废血瓶(空输液瓶)。

②换血时护理　在心电监护下,进行动静脉同步换血,严格执行无菌操作;换血过程中防止空气或凝血块进入血管;换血前、中、后留血标本查血常规、血糖、血清胆红素及电解质值;保持血管通路的畅通;严密观察病情变化,连续监测生命体征,尤其是呼吸监测。

③换血后的治疗与护理　换血疗法后即行光疗,一般连续 24~48h 持续蓝光光疗;密切观察患儿皮肤颜色及生命体征;注意观察有无嗜睡、反应低下、肌张力低下、吸吮力减弱、拒奶等核黄疸早期症状。维持静脉输液通畅;换血后先禁食 2~4h ,取平卧位,头侧向一边; 拔掉动脉留置针需沿穿刺点血管走向,纵向压迫 5min 或加压包扎。术后 6~12h 复查血气、血糖、血常规、血清胆红素及电解质,必要时再次换血。

④换血后的药物治疗 :静脉输入白蛋白(lg/kg),以增加胆红素与白蛋白的联结,减少胆红素脑病的发生率;静脉滴注丙种球蛋白只能减轻溶血并不能降低体内已经产生的胆红素,一般用于重症溶血的早期;静滴 5%碳酸氢钠(3~5ml/kg)纠正酸中毒并碱化血液,有利于胆红素与白蛋白结合;适当应用肝酶诱导剂,常用酶诱导为苯巴比妥,每日 5mg/kg,分 2 次口服,共 4~5 日。

6. 贫血　与溶血有关;换血后查血红蛋白为 126g/L,输入悬浮红细胞0.5^{u},5 月 20 日查血红蛋白;141g/L。

7. 出院指导

①加强喂养护理,按计划预防接种;添加维生素 AD,含每日维生素 D,400iu;

②口服小儿维生素咀嚼片,0.5 片/次,2 次/日。

③生后 28d 在儿保科做新生儿行为神经的测定(NBNA)评分,复查头颅核磁; 28d 之内如有不适,新生儿科门诊随诊。

④生后 1 个月门诊儿童保健科常规体检;出院后 2 周门诊眼科复查,

⑤生后 6 月复查心脏超声,不适随诊。

⑥告知家属随访时间:分别于生后 1 个月、3 个月、6 个月、1 岁时复查,直至 BAEP 恢复正常或年龄至 1 岁;严密随访和适时干预的重要性。

【相关知识讨论】

1. 何为新生儿高胆红素血症?

答:新生儿高胆红素血症,又称新生儿黄疸,是胆红素(大部分为未结合胆红素)在体内积聚而引起,出现皮肤和巩膜黄染。分为生理性和病理性两种,胆红素值是临床上判定黄疸的重要依据,也是肝功能的重要指标。正常血清总胆红素浓度为 1.7~17.1μmol/L,其中一分钟胆红素低于 3.4μmol/L。当总胆红素在 34μmol/L 时,临床上即可发现黄疸;如血清总胆红素超过正常范围而肉眼看不出黄疸,则称为隐性黄疸,黄疸最常见于肝胆疾病,但其他系统疾病也可出现。

2. 新生儿黄疸的分类?

答:新生儿黄疸是指新生儿时期,由于胆红素代谢异常,引起血中胆红素水平升高,从而出现于皮肤、黏膜及巩膜黄染为特征的病症,本病可分为生理性黄疸和病理性黄疸。生理性黄疸 在出生后 2~3d 出现,4~6d 达到高峰,7~10d 消退,早产儿持续时间较长,除有轻微食欲不振外,无其他临床症状。病理性黄疸 若生后 24h 即出现黄疸,每日血清胆红素升高超过 5mg/dl 或每小时>0.5mg/dl;持续时间长,足月儿>2 周,早产儿>4 周仍不退,甚至继续加深加重或消退后重复出现或生后一周至数周内才开始出现黄疸,均为病理性黄疸。

病理性黄疸按实验室检查:(1)生后 24h 内出现黄疸,胆红素≧10^2 μmol/L(6mg/dl)。

(2)血清胆红素足月儿 > 220.6 μmol/L(12.9 mg/dl),早产儿 > 255 μmol/L(15mg/dl)。

(3)每日血清胆红素增高 > 85μmol/L(5mg/dl)。

(4)血清结合胆红素 > 24 μmol/L(2 mg/dl)。

(5)红细胞、网织红细胞、肝功能因不同发病因素或有异常或正常。

3. 新生儿胆红素的代谢特点有哪些?

答:(1)胆红素产生相对较多 新生儿每日生成的胆红素为成人的两倍以上,这是由于新生儿初生红细胞数相对地较多,其寿命较短(20~40d),且破坏快,故产生胆红素的量亦多。出生后开始用肺呼吸,血氧分压升高,过多的红细胞迅速破坏,使血中非结合胆红素增加更多。

(2)胆红素与白蛋白联结运送的能力不足 新生儿出生后的短暂阶段,有轻重不等的酸中毒,影响胆红素与白蛋白联结的数量。早产儿血中白蛋白偏低,更使胆红素的联结运送延缓。

(3)肝细胞摄取非结合胆红素的能力差 新生儿肝细胞内缺乏 Y 蛋白及 Z 蛋白(只有成人的 5%~20%),在生后第 5 日才逐渐合成。这两种蛋白具有摄取非结合胆红素,亦转运至滑面内质网进行代谢的功能,由于 Y、Z 蛋白的合成不足,影响了肝细胞对非结合胆红素的摄取。

(4)肝脏系统发育不成熟 新生儿肝脏的葡萄糖醛酸转移酶和尿嘧啶核苷二磷酸糖脱氢酶(UDPG 脱氢酶)不足或受抑制,不能将非结合胆红素转变为结合胆红素,以至非结合胆红素潴留血中而发生黄疸。此类酶在生后 1 周左右才开始增多,早产儿更晚。

(5)肠肝循环增加 新生儿生后头几天,肠道内正常菌群尚未建立,因此随胆汁进入肠道的结合胆红素不能被还原为粪胆元;另外新生儿肠道中有较多 β-葡萄糖醛酸苷酶,能将结合胆红素水解为非结合胆红素,后者被肠黏膜吸收,经门静脉返回至肝脏,这是新生儿肠—肝循环的特点。其结果是使肝脏代谢胆红素的负担增加,而致非结合胆红素潴留血中。

4. 换血疗法的目的是什么?

答:新生儿换血疗法的目的是换出新生儿体内致敏的红细胞及抗体,阻止溶血进一步发展;换出血清胆红素,防止胆红素脑病;纠正贫血,防止心衰发生。

5. 新生儿换血的指征有哪些?

答:新生儿换血的指征:根据中华医学会新生儿学组制定的新生儿黄疸干预推荐方案,达到换血标准,征得家长同意,签署换血同意书,即进行换血治疗。

(1)产前已明确诊断,出生时脐血总胆红素>68μmol/L (4mg/dl),血红蛋白低于 120g/L，伴水肿、肝脾大和心力衰竭者；后 12h 内胆红素每小时上升>12μmol/L(0.7mg/dl)者；总胆红素已达到 342μmol/L(20mg/dl)者。

(2)不论血清胆红素水平高低，已有胆红素脑病早期表现者。

(3)大部分 Rh 溶血病和个别严重 ABO 溶血病有任一指征者即应换血。

(4)小早产儿、合并缺氧和酸中毒者或上一胎溶血严重者，应适当放宽指征。

6. 新生儿出生后不同时间高胆红素血症的判断标准(见表)

	脐血	24h	48h	≧72h
足月儿	> 51μmol/L	> 103μmol/L	> 154μmol/L	> 205μmol/L
早产儿	> 51μmol/L	> 154μmol/L	> 205μmol/L	> 256μmol/L

7. ABO 溶血和 RH 溶血的临床表现有哪些不同？(见表)

临床特点	ABO 溶血病	Rh 溶血病
发生频率	常见	不常见
发生的母子血型	主要发生在母 O 型胎儿 A 或 B 型	母缺少任一 Rh 抗原；胎儿却具有 Rh 抗原
发生胎次	第一胎可发病(约半数)	一般发生在第二胎；第一胎也可发病
下一胎情况	不一定	大多数更严重
临床表现	较轻	较重，严重者甚至死胎
黄疸黄疸	生后第 2~3 天出现	24 小时内出现并迅速加重
贫血	轻	可有严重贫血或伴心力衰竭
肝脾大	很少发生	多有不同程度的肝脾增大
晚期贫血	很少发生	可发生，持续至生后 3~6 周

8. 简述新生儿溶血病的病因及发病机理？

答：(1)ABO 溶血症是：

①母亲为 O 型血，胎儿为 A 或 B 型、或 AB 型

②胎儿显性红细胞 A 或 B 血型抗原(由父亲遗传)通过胎盘进入母体

（分娩时），刺激母体产生相应的抗体，当再次怀孕（其胎儿 ABO 血型与上 1 胎相同，不完全抗体(1Gg)进入胎儿血循环与红细胞相应的抗原结合，形成致敏的红细胞被单核—吞噬细胞系统破坏引起溶血。

③第一胎即可发病：由于自然界存在 A 或 B 血型物质如某些植物、寄生虫、伤寒、疫苗、破伤风及白喉类毒素等，O 型母亲在第一次妊娠前已接受过 A 或 B 血型物质的刺激，血中抗 A 或抗 B(1gG)效价较高，因此怀孕第一胎时抗体即可进入胎儿血循环引起溶血。

（2）Rh 阴性溶血病

母亲为 Rh 阴性，胎儿为 Rh 阳性：Rh 血型系统有 6 种抗原，即 D、E、C、d、e、c（d 抗原未测出只是推测），其抗原性强弱依次为 D > EC > C > ee，以 RhD 溶血病最常见，其次为 RhE，Rhe 溶血病罕见。红细胞缺乏 D 抗原称为 Rh 阴性，具有 D 抗原称为 Rh 阳性，中国人绝大多数为 Rh 阳性。母亲 Rh 阳性(有 D 抗原)，也可缺乏 Rh 系统其他抗原如 E 等，若胎儿有该抗原也可发生 Rh 溶血病。

参考文献

［1］邵肖梅, 叶鸿瑁 ,丘小汕, 实用新生儿学. 北京:人民卫生出版社,2014,303.

［2］王盛枝. 新生儿高胆红素血症蓝光照射治疗依从性的护理干预［J］. 护士进修杂志，2012，07:662-663.

［3］朱延力，王淑兰.儿科护理学［M］. 北京：人民卫生出版社，2001，86.

［4］高瑾，赵玫，宝凌云，等. 108 例外周动静脉同步换血法治疗新生儿高胆红素血症临床分析［J］. 检验医学与临床，2013.10（20）:2713-2714.

［5］崔焱.儿科护理学.第 5 版. 人民卫生出版.2014.11.

［6］庄严，李贵南，周勇，等. 新生儿重度高胆红素血症伴听力损伤预后相关因素研究［J］. 中国新生儿科杂志，2014,06:376-380.

（杨晓艳）

第二章　呼吸系统疾病

病例 1　急性上呼吸道感染

【病例汇报】

一、患儿病情简述

女，1 岁，于入院前 4d 受凉后出现发热，热峰 40℃，鼻塞症状明显，食欲欠佳，进食时患儿哭闹拒食，家长自行给予“头孢克洛”口服后症状未缓解，门诊以“急性上呼吸道感染”收住入院。

二、相关化验检查

血常规：白细胞 $9.11\times10^9/L$；血红蛋白 147g/L；血小板计数 $288\times10^9/L$；淋巴细胞百分比 45.7%，中性粒细胞百分比 54.4%；嗜酸细胞百分比 0.1%：嗜酸细胞绝对值 $0.01\times10^9/L$；C 反应蛋白 0.5mg/L；副流感病毒 IgM 抗体（−）、呼吸道合胞病毒 IgM 抗体（+）、肺炎支原体 IgM 抗体（−）、肺炎衣原体 IgM 抗体（−）、EB 病毒（−）、腺病毒抗体测定（−）、流感病毒抗体测定（−）；胸片提示两肺纹理增粗。肝肾功能正常；尿、粪常规等其余检查均正常。

三、医疗诊断

急性上呼吸道感染。

四、治疗经过

患儿入院后积极完善相关检查，给予对症支持治疗，现患儿无发热、无腹泻、腹痛及皮疹等症状，饮食可，大小便正常，一般情况可，入院 5d 后治愈出院。

【护理查房】

时间:2015 年 4 月 5 日 16:00

一、入院护理评估

(1)一般资料

姓名:张××　　　　性别:女　　　　年龄:1 岁

籍贯:甘肃兰州市

(2)现病史:患儿间断发热 4d,热峰 40℃,鼻塞症状明显,食欲欠佳,自诉有咽部疼痛感

(3)既往史:平素体健,否认外伤史、否认手术史,否认肝炎、结核等传染病史,否认食物、青霉素等药物过敏史,否认输血史及输血液制品史。

(4)个人史:第 1 胎,第 1 产,足月剖宫产,否认生后窒息缺氧史,出生体重 3.5kg,否认病理性黄疸史,母乳喂养,3 个月添加鱼肝油及钙剂,7 个月添加辅食,父母亲抚养,生长发育同同龄儿。按计划免疫接种,无不良反应。

(5)家族史:父母体健,家族中无家族性传染病及遗传病病史。

(6)护理体格检查:(入院时)

T:39.3℃,P:130 次/分,R:33 次/分,BP:108/60mmHg,体重:8.5kg,患儿神智清楚,精神好,高热面容,全身皮肤黏膜无黄染、皮疹及出血点,皮下脂肪丰满,弹性良好,毛发分布正常,睑结膜无苍白、充血,角膜无浑浊,双侧瞳孔等大等圆,直径约 3mm,对光发射灵敏,耳鼻无畸形,外耳道正常。口腔黏膜正常,咽部充血,双侧扁桃体Ⅰ°肿大,胸廓无畸形,三凹征(-),心前区无隆起,心尖波动无弥散,心界无扩大,心音有力,节律整齐,各瓣膜听诊区未闻及病理性杂音。呼吸节律稍快,胸部听诊双肺呼吸音清,未闻及干湿性罗音,双侧呼吸动度一致,腹部各项检查、脊椎及四肢关节无异常,神经系统查体无异常。

二、问答部分

1. 该患儿的护理诊断是什么?

答:(1)体温过高　与上呼吸道感染有关。

(2)舒适的改变　与咽部疼痛、鼻塞有关。

(3)潜在的并发症　惊厥。

2. 该患儿的护理目标是什么？

答：(1)体温恢复正常。

(2)患儿舒适，无鼻塞等症状，咽部疼痛减轻或消失。

(3)无并发症发生。

3. 该患儿的护理措施是什么？

答：(1)维持体温正常

①保持环境温度在22℃~24℃，每日开窗通风2次，避免吹对流风，湿度保持在50%~60%。

②保证营养和水分的摄入，鼓励患儿多饮水，给予营养丰富，高维生素、易消化的清淡饮食：如粥类、面条、果汁、牛奶等。

③松解衣领，且衣服不宜过多，出汗过多时及时更换衣服。体温超过37.3℃时给予物理降温，物理降温的方法有：头部冷敷，腋下或腹股沟等大血管处给予冰袋冷敷，温水擦浴，必要时遵医嘱给予冷盐水灌肠。

④遵医嘱体温超过38.5℃给予退热药物。

(2)舒适的护理

①遵医嘱给予鼻腔冲洗，及时清除鼻腔分泌物，保证呼吸道通畅。

②给予温盐水漱口，保持口腔清洁。

③多饮水，必要时遵医嘱给予患儿吸入，减轻咽部充血。

(3)预防并发症，严密观察体温变化，防止发生高热惊厥。并注意检查口腔黏膜有无溃烂，观察皮肤有无皮疹，有无神经系统阳性体征。

4. 小儿的体温如何观察？

答：正常体温是一个波动范围，而不是一个具体固定的点，体温可随年龄、昼夜、性别、运动、用药等因素而出现生理性波动，但其变化范围很小，一般不超过0.5℃~1℃。正常小儿直肠温度36.3℃~37.2℃，口腔温度较其低0.2℃~0.5℃左右，腋下温度又较口腔温度低0.2℃~0.5℃左右，正常腋下温度为36℃~37.0℃。儿童体温一般测量肛温或者腋温，超过正常体温0.5℃即为发热。

5. 为该患儿做物理降温时有哪些注意事项？

答：(1)物理降温过程中应随时观察病情，如皮肤颜色及患儿反应，出现寒战、面色苍白、呼吸和脉搏异常时应立即停止操作，通知医生，给予相应处理。

（2）心前区、腹部、后颈部、手心、足心、枕后、阴囊等部位禁忌用冷疗，以免引起不良反应。

（3）物理降温 30min 后应测量体温。

（4）因酒精对患儿皮肤有刺激性，一般不推荐酒精拭浴法，血液病患儿和新生儿禁忌酒精拭浴降温。

6. 为该患儿药物降温时有何注意事项？

答：（1）婴儿高热多采取物理降温及多饮等措施，而不建议过早、过多地用退热药。在进行药物降温时，一般要求肛温在 39℃ 以上，腋温在 38.5℃以上方可采用。有高热惊厥史的患儿一般要求肛温在 38.5 ℃ 以上，腋温在 38℃ 时即采用，防止惊厥再次发生。

（2）布洛芬混悬液是目前应用于临床较广泛的退热及镇痛药。由于它的作用机制和对胃肠道不良反应较少而得到优先应用，其特点是可以经口服给药，避免了长期困扰儿科医生由于患儿对肌肉注射的恐惧感而造成对治疗的不合作，同时也可避免由于臀部肌肉 注射可能引起的医源性感染和医源性损伤。但此类药物应严格遵守儿童用药的年龄范围，必须按规定用药，不可长期或大量使用，24h 给药不可超过 4 次，使用时严格遵医嘱。

（3）肛门退热栓剂不应口服，小儿用对乙酰氨基酚栓退热剂量不可过大。对乙酰氨基酚栓可选择性抑制中枢环氧化酶，对外周抑制作用很弱，故退热作用较弱，维持时间短，其退热效果与剂量成正比，但剂量过大会引起肝肾功能损害.

（4）中药退热制剂在发热患儿的退热及治疗中有良好疗效，但其口味较苦不易被患儿接受，另小儿由于肝肾功能尚未发育完全，在使用中要注意用药年龄范围及患儿的接受程度。

（5）小儿发热最好不用针剂（安痛定）退热，尤其是婴幼儿。禁止用激素（ 地塞米松等）退热。

7. 什么是鼻腔冲洗治疗？如何为患儿进行鼻腔冲洗治疗？

答：（1）鼻腔冲洗又称盥洗、灌洗或清洗，是指借助某种装置，将冲洗液输送到鼻腔，通过药液与鼻腔靶组织的接触，达到清洁鼻腔及药物治疗等目的的一种治疗方法。

（2）欧洲鼻窦炎治疗指南（EPOS，2007）及我国慢性鼻-鼻窦炎诊疗指南

(2008,南昌)中 ,均推荐应用等渗或 3 %高渗盐水冲洗。生理盐水被认为是既符合鼻黏膜生理要求、又不对黏膜产生刺激的最佳冲洗液。然而,3 %高渗盐水被多数学者推荐应用于临床。Hauptman 等证实等渗及高渗盐水均减轻鼻窦炎的鼻塞感 ,提高患者的黏膜清除功能。患儿在鼻腔冲洗治疗时,采用 0.9%的等渗盐水 13ml 每日冲洗 1 次,鼻塞症状逐渐缓解。

【相关知识讨论】

1. 急性上呼吸道感染的定义是什么?

答:急性上呼吸道感染是指喉部以上呼吸道,包括鼻部和咽部的感染。“急性鼻咽炎”、“急性咽炎”、“急性扁桃体炎”等统称为上呼吸道感染。

2. 引起上呼吸道感染的病因是什么? 为什么该患儿服用抗生素无效?

答:上呼吸道感染 90%是由病毒感染引起, 常见的有呼吸道合胞病毒、流感病毒、副流感病毒、腺病毒、鼻病毒、柯萨奇病毒。有少部分混合细菌感染,本病例患儿只是单纯病毒感染,所以服用抗生素无效。

3. 急性上呼吸道感染的主要并发症有哪些?

答:急性上呼吸道感染如不及时治疗,主要可引起以下 3 类并发症

(1)感染自鼻咽部蔓延至附近器官,可引起急性结膜炎、鼻窦炎、口腔炎、喉炎、中耳炎和淋巴结炎,其他还有咽喉壁脓肿、上颌骨骨髓炎、支气管炎和肺炎等。

(2)病原通过血液播散到全身,细菌感染并发败血症时,可导致化脓性病灶,如皮下脓肿、脓胸、心包炎、腹膜炎、关节炎、骨髓炎脑膜炎、脑脓肿和泌尿系感染。

(3)由于感染和变态反应对机体的影响,可发生风湿热、肾炎、肝炎、心肌炎、类风湿等。

4. 为什么小儿易患上呼吸道感染? 有何特点?

答:婴幼儿鼻根扁而短,鼻腔相对较短,后鼻道狭窄,黏膜柔嫩,血管丰富,无鼻毛,因此易受感染;感染后鼻腔易堵塞而致呼吸困难和吸吮困难。由于鼻窦黏膜与鼻腔黏膜相延续,鼻窦口相对较大,故急性鼻炎可累及鼻窦,其中以上颌窦和筛窦最易感染。婴儿鼻腔和咽部相对窄小且垂直,扁桃体出生后 6 个月已发育, 腭扁桃体 1 岁末才逐渐增大, 在 4~10 岁时发育达高

峰，14~15 岁又逐渐退化，因此婴幼儿扁桃体炎常见于年长儿，而 1 岁以内少见。婴儿咽部富有淋巴组织，咽后壁淋巴组织感染时，可发生咽后壁脓肿。婴幼儿的咽鼓管宽、直、短，呈水平位，故鼻咽炎时易致中耳炎。儿童喉部呈漏斗形，相对较窄，软骨柔软，黏膜柔嫩，富有血管及淋巴组织，故炎症时易发生充血、水肿，从而引起喉头水肿，出现声音嘶哑和吸气性呼吸困难。

参考文献

[1]崔焱.儿科护理学.第 5 版.人民卫生出版社，2013

[2]诸福棠.实用儿科学[M].人民卫生出版社，2012

[3]张春林，陈新野. 鼻腔冲洗研究新进展[J]. 临床耳鼻咽喉头颈外科杂志，2010，14: 667-671.

[4]陈桂林. 小儿急性上呼吸道感染的物理降温和药物降温护理[J]. 临床医学，2011，08: 125-126.

[5]刘晓华. 小儿发热的护理对策[J]. 中国实用医药，2011，08:226-227.

[6]庾小明. 外感高热患儿的降温方式[J]. 现代临床护理，2015，06:72-76.

（李桂荣）

病例 2　急性感染性喉炎

【病例汇报】

一、患儿病情简述

田××，男，2 岁 1 月，于 2015 年 6 月 2 日有发热、声音嘶哑、犬吠样咳嗽、呼吸促，哭闹时口周轻度发绀，吸气性喉鸣音明显就诊于儿科门诊，以“急性喉炎伴Ⅱ度喉梗阻”收住入院。

二、相关化验检查

血常规：白细胞 20.4×10^9/L；淋巴细胞百分比 70.8%；C 反应蛋白 10.2mg/L。电子喉镜检查提示喉炎伴Ⅱ度喉梗阻。尿、粪常规等其余检查均正常。

三、医疗诊断

急性感染性喉炎伴Ⅱ度喉梗阻。

四、治疗经过

入院后给予抗感染、压缩空气雾化吸入等对症支持治疗，复查血常规正常，无发热、咳嗽及咳痰，治疗 6d 治愈出院。

【护理查房】

时间：2015 年 5 月 17 日 15:30

一、入院护理评估

（1）一般资料

姓名：田××　　　　性别：男　　　　年龄：2 岁 1 月

籍贯：甘肃兰州市

（2）现病史：患儿发热 1d，热峰达 39℃，声音嘶哑、犬吠样咳嗽、夜间有喉鸣音。

（3）既往史：平素体健，否认外伤史、否认手术史，否认肝炎结核等传染病史，否认食物、青霉素等药物过敏史，否认输血及使用血液制品史。

（4）个人史：第 1 胎，第 1 产，足月剖宫产，否认生后窒息缺氧史，出生体重 3.25kg，否认病理性黄疸史，混合喂养，3 个月添加鱼肝油及钙剂，7 个月添加辅食，父母亲抚养。按计划免疫接种，无不良反应。

（5）家族史：父母体健，家族中无传染病及遗传病史。

（6）护理体格检查：

T:39℃，P:132 次/分，R:34 次/分，BP:87/54mmHg，W:11kg。经皮测血氧饱和度 87%。患儿神智清楚，精神欠佳，高热面容，全身皮肤黏膜无黄染、皮疹及出血点，皮下脂肪丰厚，弹性良好，毛发分布正常，睑结膜无苍白、充血，角膜无浑浊，双侧瞳孔等大等圆，直径约 3mm，对光发射灵敏，外耳道正常。口唇轻度发绀，口腔黏膜正常，咽部充血明显，双侧扁桃体 Ⅰ 度肿大，胸部听诊呼吸促，喉鸣音明显。呼吸节律正常，双侧呼吸动度一致，三凹征阴性，脊椎及四肢关节无异常，神经系统查体无异常。

二、问答部分

1. 该患儿入院时的护理诊断/问题是什么？

答：（1）发热　与细菌和病毒感染有关。

（2）低效性呼吸型态　与喉头黏膜水肿、分泌物增加有关。

（3）有窒息的危险　与喉梗阻、喉疾病有关。

（4）营养失调低于机体需要量　与摄入不足、消耗增加有关。

（5）知识缺乏　与家长缺乏疾病相关知识有关。

（6）恐惧　与环境陌生、医疗与护理操作有关。

2. 该患儿的护理目标是什么？

答：（1）3d 后患儿体温恢复正常。

（2）12h 内喉头黏膜水肿减轻、分泌物顺利排出，经皮血氧饱和度达到 90%以上。

（3）12h 内喉头黏膜水肿减轻、有咳嗽，避免窒息发生。

（4）患儿住院期间得到充足的营养。

(5)对家长进行疾病健康教育指导,积极配合治疗护理。

(6)减轻患儿医疗恐惧感。

3. 该患儿的护理措施有哪些?

答:(1)发热及饮食护理。

①体温超过 38.5℃时,遵医嘱给予口服退热药或退热栓纳肛,并配合冰袋或冰帽物理降温,30~60min 复测体温并记录降温效果。

②保持室内空气清新,注意通风,避免对流风。

③鼓励患儿多饮水,给予温或凉的清淡易消化高热量、高蛋白的流质或半流质饮食;协助做好口腔护理,晨晚间及饭后多漱口或饮水,预防口腔感染。

④为患儿穿棉质衣服,松解衣领,出汗后及时更换衣服,并注意保暖。

⑤必要时遵医嘱静脉输液或抽取血标本。

(2)低效性呼吸型态及预防窒息的护理。

①抬高患儿头肩部,保持呼吸道通畅。

②给予患儿鼻前庭导管氧气吸入,氧流量 0.5~1L/min,监测并记录经皮测血氧饱和度,使经皮测血氧饱和度>90%,如缺氧明显,经上述方法缺氧改善效果不好者给予面罩或头罩吸氧,氧流量 2~4L/min,监测方法同上。

③遵医嘱给予布地奈德压缩空气雾化吸入,每日 3~4 次,雾化吸入前评估患儿痰液情况,痰液多时先吸痰后雾化吸入,雾化后鼓励患儿咳嗽排出痰液,如不能有效咳嗽则进行电动吸痰。做好健康教育。选择患儿安静时吸入,药杯保持直立状态,要防止药物进入眼睛,使用面罩吸药前不能涂抹油性面膏,吸药后立即清洗脸部及漱口,以减少经皮肤及口腔黏膜吸收的药量 ,雾化吸入后立即漱口,防止糖皮质激素在口腔内沉积。

④备好抢救用品,如气管切开包等。

⑤指导家长喂养时应抱起患儿,避免呛咳。

(3)针对家长知识缺乏进行健康教育。

①介绍急性喉炎的病程及临床表现,使家长认识本病,解除家长顾虑。

②解释环境及饮食护理的重要性、治疗及护理操作的目的,取得家长配合。

(4)减少患儿恐惧感。

①病房内布置温馨,尽量使用暖色调,使用卡通人物命名房间号等措施。

②医护人员在进行医疗护理操作前使用语言或非语言沟通技巧与患儿沟通。

4. 急性感染性喉炎的发病特点?

答:小儿急性喉炎常见于6个月至3岁的婴幼儿,由于小儿喉部的解剖特点,喉腔狭小,喉软骨柔软,会厌软骨舌面、杓状软骨、杓状会厌襞,声带和声门下区黏膜下组织松弛,黏膜淋巴管丰富,发炎后易肿胀发生喉阻塞。

5. 喉梗阻的分度标准是什么?

答:Ⅰ度:平静时无症状,活动哭闹时有轻度吸气性呼吸困难、吸气性喉喘鸣或软组织凹陷。胸部听诊,呼吸音清楚。

Ⅱ度:平静时有轻度吸气性呼吸困难,活动后症状加重,但无明显缺氧症状,不影响睡眠和进食。胸部听诊可闻及喉鸣音。

Ⅲ度:平静时有明显吸气性呼吸困难,缺氧症状明显,喉鸣声较响,胸骨上窝、锁骨上窝等处软组织凹陷明显。因缺氧而出现烦躁不安、难以入睡、不愿进食,患者脉搏加快,血压升高,心跳强而有力。即循环系统代偿功能尚好。

Ⅳ度:呼吸极度困难。由于严重缺氧和体内二氧化碳积聚,患者坐卧不安,手足乱动、面色苍白或紫绀、出冷汗,大小便失禁。脉搏细速,心音弱,血压下降。如不及时抢救,可因窒息而死亡。

6. 为什么小儿容易发生喉水肿?

答:小儿喉腔狭小、软骨软弱,黏膜内血管及淋巴结丰富黏膜下组织更为疏松、易引起喉水肿;且咳嗽功能不强,不易排出喉部及下呼吸道分泌物,加之小儿神经系统不稳定,神经敏感,受刺激后易引起喉痉挛,并易发喉梗阻。

7. 为什么患儿夜间症状会加重?

答:喉炎患儿入睡后因喉部肌肉松弛,分泌物阻塞,致夜间症状加重。

8. 为什么患儿入院3~4d咳嗽、咳痰较前加剧?

答:患儿入院时由于喉部黏膜肿胀,痰液阻塞且黏稠不易咳出,经过治疗1~2d后喉部黏膜肿胀逐渐消失,痰液逐渐稀释,所以咳嗽,咳痰较前剧烈,在病程5d后咳嗽及痰液会逐渐减少。

【相关知识讨论】

1. 什么是变应性喉水肿？有何特点？

答：变应性喉水肿是发生于喉的血管性水肿。属于Ⅰ型变态反应，发展迅速，从开始发病到严重窒息不到1h。表现为患儿接触致敏物如药物、尘螨、花粉、霉菌、食物、细菌等致敏原后，出现声音嘶哑和进行性呼吸困难或吞咽困难，言语含糊不清发展为呼吸困难。

2. 小儿急性喉炎治疗新进展？

答：近年来吸入糖皮质激素用来治疗支气管哮喘、咳嗽变异性哮喘、急性喉气管支气管炎、毛细支气管炎和支气管肺发育不良等儿童呼吸道疾病。布地奈德混悬液为目前国内常用的雾化吸入剂型，临床报道中提出小儿轻型急性喉炎可直接应用吸入布地奈德治疗，出现喉梗阻或极度烦躁不安时应选用甲泼尼龙静滴，一旦病情稳定，应尽早改用布地奈德雾化吸入治疗，可减少或避免全身应用甲泼尼龙的时间、降低发生院内感染的危险，明显缩短患病时间。

参考文献

[1]诸福棠.实用儿科学[M].人民卫生出版社，2012.5

[2]杨素敏，陈铁虎. 小儿急性喉炎的临床治疗探讨[J]. 中国实用医药，2011，08:83-84.

[3]申昆玲，洪建国，于广军.儿童雾化中心规范化管理指南[M]. 人民卫生出版社，2015，16-18.

（李桂荣）

病例 3 支气管哮喘

【病例汇报】

一、患儿病情简述

赵××，女，8 岁，于 2015 年 9 月 1 日就诊于小儿呼吸科门诊，主诉 4d 前患儿出现阵发性咳嗽症状，伴有喘息，自行给予“头孢、止咳糖浆”等口服药物治疗未见好转、且咳嗽症状有所加重，夜间憋醒，就诊当日出现喘鸣，口周轻度发绀、呼吸困难，询问病史往年春秋季节均有过咳嗽病史，每次发病持续 2 月左右，门诊给予“布地奈德 1mg+异丙托溴汝 250μg+沙丁胺醇 2.5mg”压缩空气雾化吸入后症状明显缓解，以“支气管哮喘”收住入院。

二、相关化验检查

血常规：白细胞 $9.11\times10^9/L$、血红蛋白 147g/L；血小板计数 $288\times10^9/L$，淋巴细胞百分比 23.7%、中性粒细胞百分比 54.4%；嗜酸细胞百分比 14.7%、嗜酸细胞绝对值 $1.86\times10^9/L$；C 反应蛋白 0.5mg/L。胸片提示两肺纹理增粗。支气管舒张试验(+)；变应原皮肤点刺试验：室内尘土：(++)、向日葵花粉：(++++)、柳树花粉：(+)、蒿属花粉：(++++)、藜属花粉(+++)、棉絮(++)、香烟烟雾(+)、榆树花粉(++)、蟑螂(+)、枝孢芽枝菌(+)、猫毛皮屑(++)、白蜡树(+)、梧桐花粉(+)、链格孢(++)、杨树花粉(+)、银杏花粉(+)、油菜花粉(++)；PPD 试验(-)；尿、粪常规等其余检查均正常。

三、医疗诊断

支气管哮喘。

四、治疗经过

患儿入院后积极完善相关检查，给予糖皮质激素雾化吸入及抗过敏治疗，病情逐渐好转，无咳嗽及喘息，复查血常规正常，于住院第 7d 准予出院，嘱出院后在儿童哮喘门诊定期随访管理。

【护理查房】

查房时间：2015 年 9 月 10 日 11:30

一、入院护理评估

（1）一般资料

姓名：赵×× 性别：女 年龄：8 岁

籍贯：甘肃临洮县

（2）现病史：主诉 4d 前患儿出现阵发性咳嗽症状，伴有喘息，自行给予“头孢、止咳糖浆”等口服药物治疗未见好转、且咳嗽症状有所加重，夜间憋醒，就诊当日出现喘鸣，口周轻度发绀、呼吸困难等症状。

（3）既往史：询问病史往年春秋季节均有过咳嗽病史，否认外伤史、否认手术史，否认肝炎传染病史，患儿曾有湿疹史及桃子过敏史，否认输血及使用血液制品史。

（4）个人史：第 1 胎，第 1 产，足月剖宫产，否认生后窒息缺氧史，出生体重 3.5kg，否认病理性黄疸史，混合喂养，3 个月添加鱼肝油及钙剂，7 个月添加辅食，父母亲抚养。按计划免疫接种，无不良反应。

（5）家族史：患儿母亲有过敏性鼻炎，患儿祖母患有肺结核，患儿有结核病接触史。

（6）护理体格检查：

入院时查体：T:36.3℃，P: 130 次/分，R:33 次/分，BP：110/60mmHg，体重：24kg，峰流量（PEF）检测：186L/min，经皮测血氧饱和度 80%。患儿神智清楚，精神烦躁，鼻翼扇动，口唇轻度发绀，面色及全身皮肤黏膜无黄染、皮疹及出血点，皮下脂肪丰满，弹性良好，毛发分布正常，睑结膜无苍白、充血，角膜无浑浊，双侧瞳孔等大等圆，直径约 3mm，对光发射灵敏，耳鼻无畸形，外耳道正常。口腔黏膜正常，咽部充血，双侧扁桃体无肿大，胸廓无畸形，三凹征（+），心前区无隆起，心尖波动无弥散，心界无扩大，心音有力，节律整齐，各瓣膜听诊区未闻及病理性杂音。胸部听诊双肺呼吸音粗，可闻及满肺哮鸣音，呼吸节律正常，双侧呼吸动度一致，腹部各项检查、脊椎及四肢关节无异常，神经系统查体无异常。

二、问答部分

1. 什么是支气管哮喘？

答：支气管哮喘简称为哮喘，是常见的变态反应病。是由多种细胞包括气道的炎性细胞和结构细胞（嗜酸性粒细胞，肥大细胞，T 淋巴细胞，中性粒细胞，平滑肌细胞，气道上皮细胞等）和细胞组分参与的气道慢性炎症性疾病。这种慢性炎症导致气道高反应性，通常出现广泛多变的可逆性气流受限，并引起反复发作性的喘息，胸闷或咳嗽等症状，多数患者可自行缓解或治疗后缓解。

2. 该患儿入院时的护理诊断问题是什么？

答：（1）气体交换受损　与支气管痉挛有关。

（2）清理呼吸道无效　与缺氧、咳嗽无力有关。

（3）焦虑　与哮喘反复发作有关。

（4）知识缺乏　与家长缺乏哮喘知识有关。

（5）睡眠型态紊乱　与呼吸困难，环境刺激有关。

3. 该患儿的护理目标是什么？

答：（1）减轻焦虑，稳定情绪，保持气道通畅。

（2）病情稳定咳嗽症状缓解，并维持症状的控制。

（3）使患儿和家长了解和掌握哮喘相关知识。

（4）提高治疗的依从性，由哮喘专科门诊随访管理。

4. 该患儿的护理措施是什么？

答：（1）缓解咳嗽症状，维持气道通畅。

①置患儿于坐位或半卧位，以利于呼吸；给予吸氧，预防酸中毒，氧浓度以 40%为宜。

②给予雾化吸入支气管扩张剂和糖皮质激素，拍背及胸部叩击，促进分泌物的排出，必要时吸痰。

③保证患儿摄入足够水分，降低分泌物的黏稠度，必要时给予静脉输液。

④ 教会患儿做深而慢的呼吸运动。

（2）保证休息，并做好心理护理。

①安抚患儿，尽量满足患儿合理的要求，采取措施缓解患儿的恐惧心理。

②允许患儿及家长表达感情：向患儿家长解释咳嗽的诱因、治疗过程及预后，指导家长以正确的态度对待患儿。

(3)提高活动耐力。

协助患儿的日常生活，指导患儿活动，哮喘发作期间尽量避免情激动及紧张的活动，患儿活动前后，监测其呼吸和心率情况，活动时如有气喘、心率加快可给予持续吸氧和休息。

(4)密切观察病情变化

监测生命体征，注意呼吸困难的表现及病情变化。密切监测患儿是否有烦躁不安、大汗淋漓、咳嗽气喘加剧、心率加快、呼吸音减弱等情况。若发生哮喘持续状态，应立即吸氧并给予半坐卧位，报告医师并共同抢救。

(5)用药护理

正确使用雾化吸入装置及用药注意事项，以保证有效地吸入药物治疗剂量，并注意观察和预防副反应。

(6)健康教育

①协助患儿及家长确认哮喘发作的因素，尽量避免过敏源。

②教会家长和患儿正确使用峰流速仪，并记录哮喘日记、辨认哮喘发作的早期征象、症状及适当的处理方法。

③检测峰流速值>80%，鼓励患儿参加户外活动，增强体质，预防呼吸道感染。

④向患儿及家长交代长期专科门诊随访的重要性，积极配合治疗。

5. 什么是呼气峰流量(PEF)及呼气峰流量变异率(PEFR)？如何正确使用峰流速仪？有何意义？

答：(1)PEF是指用力呼气时的最高流量，亦称最高呼气流速、最大呼气流量、最高呼气流量等。PEFR是指一定时间内PEF在各时间点的变异程度。监测PEFR可准确反应哮喘的病情严重程度和变化趋势。

(2)峰流速仪的正确使用方法：

① 在峰流速仪上安装一次性的口器。

②站立并水平拿着峰流速仪。游标的活动不受限制，游标在标尺的基底部

③患者深吸气，嘴唇包紧口器，并尽可能快地呼气。

④记录结果:从步骤 2 重复到步骤 4。选择 3 次读数的最高值,并与预计值比较。

(3)峰流速值监测的意义。

答:①钟南山等建议儿童 PEF 计算公式:(以下公式中 H 代表身高,单位:cm)

男性:PEF(L/min)=5.29×H−427.1

女性:PEF(L/min)=4.94×H−399.8

$PEFR=2\times(PEF_{最高值}-PEF_{最低值})/(PEF_{最高值}+PEF_{最低值})$

②如 PEF 测定值高于预计值的 80%,可判断为正常(可用绿区表示);如 PEF 测定值在正常预计值的 50%~80%区间,提示轻度−中度的气道阻塞(可用黄区表示);如 PEF 测定值 < 50%预计值,提示气道阻塞程度较重(红区表示)。绿区表示哮喘控制良好,黄区表示存在潜在风险,红区表示哮喘发作。PEFR 正常变异程度应 < 12%,哮喘患儿因气道敏感性较高、舒缩变异>15%,但其变异程度随病情的好转而减少。

6. 哮喘患儿常见的变应原(即过敏原)有哪些?举例说明?

答:常见的变应原有两种,一种是吸入类,另外一种是食入类。

(1)常见吸入类的变应原有:粉尘螨、屋尘螨;各种树木花粉,如杨树和柳树花粉(早春花粉)、松树和梧桐树花粉(晚春花粉);夏秋花粉;杂草花粉;蒿属花粉;动物毛屑(猫毛、狗毛等);各种霉菌(如互格交链孢)。

(2)常见的食入类变应原有:牛奶、鸡蛋、大豆、花生、玉米、桃子、菠萝、鲤鱼、虾等。

7. 该患儿为什么要在哮喘专科门诊进行随访管理?

答:哮喘的长期管理方案对哮喘治疗的效果和预后至关重要,GINA2014 将其进一步细化成"基于哮喘控制的循环管理",即"评估→调整治疗→监测治疗反应",再次强调了长期管理的目标是控制症状和降低未来风险,并将其贯穿于哮喘循环管理的始终。在哮喘的规范化管理过程中,设立患者哮喘专病门诊的有利于对哮喘患者的治疗和管理,无论在哮喘的控制、管理、用药以及疾病的认知方面均明显优于初诊患者。

8. 患儿长期吸入糖皮质激素(ICS)会影响发育吗?患儿在使用过程中应注意什么?

答:①GINA2015 版首先强调了未控制或重度哮喘同样会影响患儿生长及成后年身高,所以不能一味担心其副反应,而忽视了其治疗作用。一般认为每日 100~200μg,ICS 不会影响儿童生长。但是最近一项研究表明,每日400μg布地奈德治疗所致的 30px 身高落后,在成年期仍不能恢复,尤其是 10 岁以内开始使用 ICS 者。

②为了使患儿减少 ICS 的吸收,在使用储物罐和压缩空气雾化吸入治疗前不要抹油性面霜(油性面霜可促进 ICS 的吸收),吸入后及时洗脸及漱口,防止和减少药物在皮肤及口腔黏膜吸收而引起的副作用。雾化吸入过程中防止药物溅入眼睛。

9. 什么是射流雾化?与超声雾化有何区别?

答:①射流雾化包括压缩泵和氧气驱动的雾化器,是目前临床最常用的雾化吸入器具,其原理是高速运动的压缩气体通过狭小的开口突然减压,在局部产生负压将药液吸出,并通过持续气流的冲击形成药物微粒,其中大雾粒通过挡板回落到贮药池,小药雾粒则随气流输出通过呼吸到达靶器官达到治疗的目的。

②射流雾化与超声雾化比较见表 2-3-1

表 2-3-1

	射流雾化	超声雾化
动力	压缩气源或氧气	电源
原理	Venturi 原理	超声波震动
每次雾化量	4~6ml	根据不同雾化器和治疗要求决定
气溶胶直径	一般 2~4μm	3.7~10.5 μm
气雾量	0.5ml/min	1~2/mlmin
治疗时间	5~15min	0~20min
气雾温度	连续雾化温度下降	连续雾化温度不变或略升高
死腔容积	2ml	0.5~1ml
适用范围	上、下气道	上气道为主

10. 如何正确使用储物罐?

答:(1)储物罐的使用方法如下:

①取下定量气雾剂(MDI)的盖子,摇晃均匀后插入装置中,选择合适的面罩。

②按压 MDI 药罐一次,释放出一个剂量的药物,然后通过口器做缓慢而深长地吸气,持续 15~30s。

③从口中拿出装置,间隔约 30s,可再次吸下一剂量。

(2)储物罐的使用注意事项如下:

答:①根据患者的年龄和配合程度选择佩戴面罩。

②呼吸缓慢深长或平静呼吸,切勿过度呼气。

③患儿上半身保持直立位。

④2~3d 清洗 1 次储物罐。

⑤切勿使用破损的储雾罐。

11. 如何正确使用准纳器?

答:准纳器正确使用"三步曲"

第一步:用一手握住外壳,另一手的大拇指放在拇指柄上,向外推动拇指柄直至听到咔声。

第二步:向外推动滑动杆直至听到咔哒声,此时在剂量标示窗口看到相应剂量减少,表明一个标准剂量的药物已经备好以供吸入。切记不可随意拨动滑杆以免造成药物浪费。

第三步:先握住准纳器并使之远离嘴,保持平稳呼气的前提下,尽量呼气,切记不要将气呼入准纳器中,将吸嘴放入口中。由准纳器深深地平稳地吸入药物,切勿从鼻吸入。将准纳器从口中拿出,继续屏气 10s。

【相关知识讨论】

1. 如何检测变应原?有何优缺点?

答:常见变应原的检测有体外检测(抽血)和体内检测(皮肤实验)两种。

(1)变应原体外检测是采取患儿血样进行检测,体外检测是基于酶联免疫的生物化学反应为指标发展起来的,病人的痛苦感小于体内检测,缺点是相对较贵,出结果慢,但不受用药的影响。

（2）变应原体内检测（皮内实验或点刺实验）是以人体的生理反应为基础，准确度一般高于体外检测，价格较便宜，可即时出结果；缺点是要考虑病人身体情况和用药情况的影响。

2. 哮喘患儿为什么要定期检测肺功能？

答：2014 版 GINA 指南认为肺功能（FEV1）是评估未来风险的一个良好指标，将其纳入到未来风险评估中，主要原因可能在于儿童肺功能与哮喘的症状不完全相符，在未来风险评估中，分别就急性加重的风险、发展为固定气流受限的风险和药物副反应的风险三个方面进行了详细列表，以此有助于临床医生判读。

3. 哮喘的分型有哪几种？

答：（1）过敏性哮喘：是最容易识别的哮喘表型，通常开始于儿童期，有个人或家族过敏疾病史，如湿疹、过敏性鼻炎、食物或药物过敏。这部分患者在治疗前做诱导痰液检查，往往提示嗜酸性气道炎症。这部分患者对吸入糖皮质激素（ICS）治疗反应较好。

（2）非过敏性哮喘：是指一些发生在成年人、与过敏无关的哮喘。诱导痰液检查可能有中性粒细胞、嗜酸性粒细胞或只有一些炎症细胞，对 ICS 治疗反应差。

（3）迟发型哮喘：一些成年人，尤其是成年女性，在成年期首次哮喘发作。这部分患者无过敏表现，并且需要高剂量 ICS 治疗或 ICS 相对难治。

（4）伴有固定气流受限的哮喘：一些长期哮喘患者，发展为固定气流受限，可能与气道重塑有关。

（5）伴有肥胖的哮喘：一些肥胖的哮喘患者，有明显呼吸道症状，但几乎没有嗜酸性气道炎症。

参考文献

[1]中华医学会儿科学分会呼吸学组，中华儿科杂志编辑委员会.儿童支气管哮喘诊断与防治指南[J].中华儿科杂志，2008.46(10)：745-753.

[2]Todokoro M，Mchizuki H，Tokuyama k，et al.Childhood cough variant asthma and its relationship to classic asthma[J].Ann Allergy Asthma Immunol，2003，90(6):652-659.

[3]郑劲平，高怡.肺功能检查实用指南[M].人民卫生出版社，2009

[4]申昆玲，洪建国，于广军.儿童雾化中心规范化管理指南[M]. 人民卫生出版社，2015，16–18

[5]尚云晓，冯雍.2014 版.全球哮喘防治创议（GINA）解读——与儿童哮喘相关内容.中国实用儿科杂志，2014，29（9）669–72

（李桂荣）

病例 4　重症肺炎

【病例汇报】

一、患儿病例简述

铁××，女，1 岁，于 2015 年 8 月 3 日就诊于小儿急诊科门诊，主诉 2d 前患儿出现呼吸困难，伴有喘息，发热，热峰达 38.6℃，无咳憋，就诊于当地县医院予以输液治疗（具体不详）治疗未见好转、今晨患儿呼吸困难加重，面色发绀明显，急诊以“重症肺炎？”收住入院。

二、相关化验检查

血常规：白细胞 $5.14\times10^9/L$，血红蛋白 121g/L，血小板计数 $288\times10^9/L$，淋巴细胞百分比 60.5%，中性粒细胞百分比 76.8%，嗜酸细胞百分比 0.2%；嗜碱细胞百分比 $1\times10^9/L$。C 反应蛋白 0.4mg/L。血气分析（入院当天）：pH：7.30，PCO_2 50.1mmHg；PO_2 58mmHg；Cl^-113.4 mmol/L，Ga^{2+} ：1.019mmol/L；K^+ 4.29 mmol/L；Na^+ ：138 mmol/L；GLu 5.8 mmol/L；Lac 小于 1 mmol/L；Hct32.8%；$cHCO_3^-$ 16.6 mmol/L；BE−8.01 mmol/L；呼吸道合胞病毒 IgM 抗体（+），肺炎支原体 IgM 抗体（+），肺炎衣原体 IgM 抗体（+），腺病毒抗体测定（+），流感病毒抗体测定(+)，胸片提示：两肺纹理，增粗，沿肺纹理方向可见点片状渗出。尿、粪常规等其余检查均正常。

三、医疗诊断

重症肺炎。

四、治疗经过

患儿入院后积极完善相关检查，给予呼吸机辅助通气、抗感染、化痰、压缩空气雾化吸入、营养支持等对症治疗后，患儿病情好转，无咳嗽及咳痰，无发热，复查血常规、血生化正常，治愈出院。

【护理查房】

时间:2015 年 3 月 16 日 14:00

一、入院护理评估

(1)一般资料

姓名:铁××　　　　性别:女　　　　年龄:1 岁

籍贯:甘肃临洮县

(2)现病史:主诉 2d 前患儿出现呼吸困难,伴有喘息,发热,热峰达 38.6℃,无咳嗽,就诊于当地县医院予以输液治疗(具体不详)治疗未见好转、今晨患儿呼吸困难加重面色发绀明显。

(3)既往史:平素健康,否认外伤史、否认手术史,否认肝炎等传染病史,否认食物及药物过敏史,否认输血及使用血液制品史。

(4)个人史:第 1 胎,第 1 产,足月剖宫产,否认生后窒息缺氧史,出生体重不详,否认病理性黄疸史,混合喂养,未添加鱼肝油及钙剂,未添加辅食,无毒物接触史及疫源感染史,生长发育同于同龄儿,父母亲抚养。按计划免疫接种,无不良反应。

(5)家族史:父母体健,家族中无遗传病及传染病史。

(6)护理体格检查。

T:38.4℃,P: 160 次/分;R:34 次/分; BP:89/60mmHg;W:8.6kg$SPO_2$78%。患儿神智清楚,精神反应可,全身皮肤黏膜无黄染、皮疹及出血点,皮下脂肪丰满,弹性良好,面色及毛发分布正常,全身浅表淋巴结未触及肿大。头颅外观无畸形,双眼瞳孔及耳鼻均无畸形,鼻翼扇动,口唇红润。持续呼吸机辅助通气, SIMV+PSV 模式,氧浓度 30%,PEEP:4cmH_2O,PIP:17cmH_2O,经口气管插管,插管深度 11cm,固定稳妥,经皮测血氧饱和度 92%。胸廓无畸形,心前区无隆起,心尖波动无弥散,心界无扩大,心音低钝,节律整齐,各瓣膜听诊区未闻及病理性杂音。双侧呼吸音对称、双侧呼吸动度一致,胸部听诊双肺呼吸音粗,可闻及满肺哮鸣音及大量细湿啰音,腹部检查肝肋下 3~4 指,质中,四肢温暖,毛细血管充盈小于 3s,皮肤无发花,脊椎及四肢关节无异常,神经系统查体无异常。

二、问答部分

1. 该患儿入院时的主要护理诊断/问题是什么?

答:(1)气体交换受损　与肺换气功能障碍有关。

(2)清理呼吸道无效　与呼吸道分泌物黏稠、无力咳痰、呼吸功能受损有关。

(3)体温过高　与肺部感染有关。

(4)营养失调　低于机体需要量,与发热、摄入不足有关。

(5)潜在的并发症　呼吸机性相关肺炎,心力衰竭。

(6)有皮肤黏膜受损的可能　与患儿长期卧床、胶布长期固定气管插管有关。

(7)恐惧　与病情危重、环境陌生有关。

2. 该患儿的护理目标是什么?

答:(1)患儿呼吸困难症状得到改善,呼吸平稳。

(2)患儿能咳出痰液,呼吸道通畅。

(3)体温正常。

(4)无并发症发生。

(5)皮肤完整无破损。

(6)减少患儿的医疗恐惧感。

3. 机械辅助通气的指征是什么?该患儿使用机械辅助通气的具体指征是什么?

答:(1)机械通气是抢救患者生命的重要治疗措施。对于严重呼吸衰竭者,如氧疗后低氧血症持续存在、意识障碍、气道分泌物多且排痰障碍、呼吸肌疲劳、血流动力学不稳定、严重低氧血症或二氧化碳潴留(如 $PaO_2<45mmHg$ 或 $PaCO_2>70mmHg$)、合并多器官功能损害,经过积极治疗病情无改善甚至恶化,宜及早进行机械通气,以维持合理的通气量、改善氧合、减轻呼吸肌做功、维持循环稳定。

(2)急诊入院,面色及口唇青紫伴呼吸困难,三凹征(+),吸氧状态下 SPO_2 波动在 60%~80%之间。

4. 该患儿使用机械辅助通气时,护士应该注意什么?

答:(1)明确使用机械通气的指征,对患儿家长做好解释工作(年长儿注意与患儿沟通)。

（2）专人监护：使用呼吸机过程中应经常检查各项参数是否符合要求，观察胸部起伏、患儿面色和周围循环状况，注意防止导管脱落、堵塞和可能发生的气胸等情况；有自主呼吸者应观察是否与呼吸机同步，否则应进行调整。

（3）防止继发感染：做好病室与地面的消毒，有条件者可设置空气净化装置。限制探视人数。接触患儿前后应洗手。定期清洁更换气管内套管、呼吸管道、湿化器等物品，每日更换加温湿化器等物品，每日更换加温湿化器滤纸，雾化液要新鲜配置。做好口腔护理和鼻腔的护理。

5. 如何进行皮肤护理？

答：（1）患儿在使用呼吸机机械通气期间，因不能随意更换体位以免气管插管脱出，护士应每 2h 为患儿翻身拍背，按摩骨隆突部位，即可促使痰液排出，又可防止发生压疮。

（2）因气管插管部位胶布固定时间过长容易损伤皮肤，目前临床上多采用亲水性敷料（人工皮）贴于胶布固定部位后再用胶布固定气管插管取得良好效果。

6. 该患儿最常见的并发症是什么？如何预防？

答：（1）呼吸机相关性肺炎（VAP）是机械通气患者最常见的一种严重并发症。它指患者通过气管插管或气管 48h 后发生的医院获得性肺炎。冯升等通过单因素及多因素分析结果显示 VAP 的发生与年龄、机械通气时间 、PICU 内停留时间、住院天数、留置胃管时间、是否存在原发肺部疾病、插管方式、是否再插管、头部位置是否抬高、是否行口腔护理等因素有关。

（2）呼吸机相关性肺炎的预防措施：

① 呼吸道的管理：首先应保持呼吸道通畅，注意适时吸痰，吸痰间隔不易过频以免引起气管黏膜损伤，而这种损伤是导致 VAP 的危险因素。当痰液黏稠不易吸出时，可在吸痰前向气管插管内滴入 0.45%的生理盐水稀释痰液，然后再翻身叩背使痰液松动后再吸痰。切忌吸痰时上下反复提插而损伤气道。每次吸痰管应用 1 根且口鼻与气管的吸痰管不能混用。若有条件的情况下可以使用密闭式吸痰法吸痰，密闭式吸痰对机械通气患者机体更有利。它保证呼吸机治疗的持续进行，不会因为吸痰而中断，防止因吸痰导致低氧血症的发生，同时也减少医护人员的职业损害，从而使吸痰护理

及时有效，安全性更高，确保机械通气的治疗效果。Stoller 等研究报道，每周更换密闭式吸痰管与每日更换相比，不会明显增加呼吸机相关性肺炎（VAP）的发生率，相反可节约医疗费用。Freytag 等研究认为，延长密闭式吸痰管的使用时间至 3d，微生物在吸痰管尖端的增殖生长会明显增强，同时增加了微生物在下呼吸道的移植，尤其是吸痰过程中使用生理盐水冲洗吸痰管者。

②加强口腔护理：口腔护理应以保持口腔清洁为主，根据口腔 pH 值选择漱口液，pH< 7 时用 2%碳酸氢钠，pH> 7 时用 2%硼酸水，pH 值为中性时用 1%~3%双氧水，也可用选择性消化道净化的方法减少口咽部病原体的定植。

③体位的护理：如患儿条件允许采取抬高头部 30°~45°的体位时，防止胃内容物及消化道病原体逆行或反流至口腔而被吸入至下呼吸道。给患儿俯卧位通气，俯卧位通气作为一种肺保护性通气策略，可以有效改善肺炎患儿的氧合，减少对患儿的呼吸和血流动力学的影响，逐渐应用于临床。

其原理可能主要包括以下 3 方面：

a.血流灌注（perfusion）：肺内存在血流灌注不均的现象，肺底部或较低部分的血流灌注较佳。这可能与地心引力有关。

b.通气（ventilation）：因为肺部本身的重量，使肺底部的胸膜内压的负压变得较小，造成肺内通气不均，相对而言肺部的底部或较低部分顺性较大、通气较好。

c.通气及血流灌注比（ventilationperfusion matching）：肺内部的通气减少或血流灌注不足，都会引起通气及血液灌注比例不均，引致气体交换失调。俯卧位后肺门较低，利用重力作用使肺泡、小支气管的分泌物流向主支气管，有利于萎陷肺泡的扩张及分泌物的排出，控制感染。

④严格执行抗菌药物的使用原则，合理应用抗菌药物。

【相关知识讨论】

1. 婴幼儿为什么易患肺部感染？

答：婴幼儿器官和支气管管腔相对狭窄；气管柔软，缺乏弹力组织，支撑作用小；黏膜血管丰富，黏液腺分泌不足，气道较干燥，纤毛运动差，清除能力弱,因此易发生感染且易导致呼吸道阻塞。儿童的肺泡数量较少,肺的弹力纤维发育差,血管丰富,间质发育旺盛,使肺含血量丰富而含气量相对较少,故易发生肺部感染,感染时又易引起间质性炎症、肺不张或肺气肿等。

2. 患儿在使用呼吸机辅助通气时,呼吸机常见的报警原因有哪些?如何处理?

答:(1)低压报警。

①常见原因:呼吸机管路漏气,呼吸机参数设置过高或报警设置过低。

②处理:立即改用皮囊人工呼吸,寻找是否有漏气,如管路连接不紧、管道破损、积水瓶连接不紧、气管套囊充气不足等;排除漏气原因后通知医生调节呼吸机参数。

(2)高压报警或低容量报警。

①常见原因:呼吸机管路扭曲折叠,导管堵塞,呼吸道分泌物过多,导管滑管、脱管,自主呼吸与机械呼吸拮抗或不协调等。

②处理:立即改用皮囊人工呼吸,检查管路是否有扭曲折叠,排除管路故障后予以清理呼吸道,自主呼吸过强时遵医嘱使用镇静剂。

(3)高容量报警。

①常见原因:气道顺应性增强,呼吸机参数设置过高或报警设置过低。

②处理:通知医生调节呼吸机参数或报警值。

(4)气源、电源报警。

①常见原因:氧气或空气压力不足、压缩机故障、空氧混合器故障、氧气连接管漏气、外接电源故障或蓄电池电力不足。

②处理:检查气源、电源连接处是否松脱,气源压力不够时立即改用皮囊人工呼吸,通知相关人员检查排除机器故障。

(5)滑管、脱管的处理 听诊双肺呼吸音是否对称,若滑入一侧支气管,则双侧胸廓起伏不对称。可在听诊器监测下将导管适当退出至双肺呼吸音一致;若导管脱出或滑入食道,可出现腹胀、呕吐,胸廓无起伏,应立即重新插入。

3. 在使用呼吸机辅助通气时如何预防气管导管堵塞?

答:(1)注意湿化 注意观察湿化罐水位,交接班时一定要检查湿化效果。吸痰时注意吸痰管的插入深度,为避免气道黏膜损伤,推荐浅度吸引,深度吸引的相关损伤比浅度大，以不超过导管尖端为宜。

（2）保持呼吸管道通畅　保持呼吸机管道通畅，防止扭曲打折，且及时清理呼吸管道积水。

4. 如何预防和处理气管导管意外滑脱？

答：（1）注意镇静、约束到位，尤其是上肢约束到位，必要时使用约束腰带，呼吸管道的固定要留有余地，便于患儿活动。

（2）患儿咳嗽、烦躁时，最好不吸痰，确保在镇静状态下操作。带管转入患儿，注意检查气管导管的位置，重新固定气管导管，并注意镇静。每班交接导管插入深度，将长度数据标在固定胶布上。

（3）吸痰、护理操作时注意无需操作，妥善固定导管，操作后再次测量插入深度。

（4）及时更换浸湿的胶布，更换胶布需两人进行，其中一人为年资较高的医生或护士。

5. 患儿并发心衰时应如何配合医生进行急症处理，急症处理后如何观察病情？

答：选用西地兰（去乙酰毛花甙注射液）静脉注射，饱和量 0.03~0.04mg/kg，2 岁以上为 0.02~0.03mg/kg，分次给予。首次饱和量的 1/2，余量分 2 次，每隔 4~6h 给药 1 次，可肌内注射或加入 10%的葡萄糖溶液 10~20ml 中缓慢静脉注射。一般首次运用西地兰 1h 左右检测心率，观察患儿精神状态，4~6h 后根据心率情况再给余量，当心率<120 次/min 可以不用余量。一般 24h 均能控制心力衰竭不用维持量，当心力衰竭严重或伴有先天性心脏病者需要维持用药时，应注意在使用洋地黄药物时同时不再静脉使用钙剂，如合并低钙抽搐必须使用钙剂时，间隔时间 4~6h 后方可使用，注射宜缓慢，最好使用输液泵或微量推注泵给药，同时密切注意心音及心率的变化。

参考文献

[1]郑显兰.儿科危重症护理学[M].人民卫生出版社，2015

[2]崔焱.儿科护理学[M]. 人民卫生出版社，2013

[3]陈小妮.儿童呼吸机相关性肺炎的病原菌分析及护理[J]. 中国医药指南. 2011，9(5):16-17

[4]陈小妮. 儿童呼吸机相关性肺炎的病原菌分析及护理[J]. 中国医药指南，2011,05:16-17.

[5]St oller JK,O rens DK,Fatica C,et al .Wee kly ve rsus daily changes of in-line suction ca theters :Impact o n rate s o f v enti la to r-a sso cia ted pneum oniaa nd associated co sts .Re spir Ca re,2003,48(5):494-499.

[6]F rey tag C C,T hies F L,Konig W,e t al .P ro longed application o f closed in-line suctio n cat he ters increa se s m icrobial colo nization o f the low e r respirato-ry tract and bact erial g row th o n ca the ter surface .Infectio n, 2003,31(1):31-37 .

[7]冯升,成磊等.儿童重症监护室病人呼吸机相关性肺炎 Logistic 回归分析[J].护理研究,2011.25(8):1993-1994

[8]钟南山,刘又宁.呼吸病学[M]. 人民卫生出版社,2012

[9]陶红等.儿科护理查房[M]. 上海科学技术出版社,2011

[10]Silversides JA,Ferguson ND. Clinical review: Acute respiratory dis-tress syndrome-clinical ventilator management and adjunct therapy[J]. Crit Care,2012,17(2): 225.

[11]林文如,徐晓飞. 支气管肺泡灌洗(BAL)在社区获得性重症肺炎并呼吸衰竭的临床价值[J]. 中华全科医学,2011,9(8): 1236-1237.

[12]付婧.不同机械通气模式对急性肺损伤患者呼吸及血流动力学的影响[J]. 中国医药导报,2012,9(23): 45-46.

[13]王雪文,顾克菊,钟秀君,等.呼吸机管路更换频率对呼吸机相关肺炎发病率的影响[J].中国综合临床,2011,27 (8):198-802.

（李荣桂　周小娅）

病例 5　支气管异物

【病例汇报】

一、患儿病情简述

张××，男，4 岁，于 2015 年 6 月 30 日以咳嗽 3 天、呛咳后喘息 1 日就诊于小儿呼吸科，详细询问病史：患儿于 3 天前受凉出现咳嗽，有痰不易咳出，家长在家中自行给予口服药物（再林，咽扁颗粒具体剂量不详）治疗后咳嗽症状好转，与住院前 1 日吃花生米时出现呛咳，之后咳嗽加重，伴有喘息，无发热、咳憋、鼻扇、发绀等症，就诊于当地县医院，予以输液治疗和超声雾化吸入治疗症状未见好转，进一步就诊于我院，以"支气管异物右肺肺炎"收住入院。

二、相关化验检查

血常规：白细胞 8.84×10^9/L；红细胞 10×10^{12}/L；血红蛋白 149g9/L；血小板计数 379×10^9/L；淋巴细胞百分比 13.9%，中性粒细胞百分比 78.6%；淋巴细胞绝对值 1.23×10^9/L；中性粒细胞绝对值 6.94×10^9/L 。C 反应蛋白 1.70mg/L。呼吸道病原抗体检测：流感病毒抗体测定（+）；EBV-CA IgG（+）；EBV-NA-1（+）；EB- IgG-H（+）。CT 结果提示：支气管内异物，右肺肺炎。肺功能结果提示：潮气呼吸功能异常，存在阻塞性病变。传染病，凝血功能检查未见异常。尿、粪常规检查均正常。

三、医疗诊断

（1）支气管内异物。

（2）右肺肺炎。

四、治疗经过

患儿入院后完善相关检查，于入院第二日在静脉麻醉下行纤维支气管镜异物取出术，术后积极抗感染治疗，经过治疗，患儿一般情况好转，无咳嗽及咳痰等不适症状，治愈出院。

【护理查房】

查房时间：2015 年 11 月 20 日 9：00

一、入院护理评估

（1）一般资料

姓名：张××　　　　性别：男　　　　年龄：4 岁

籍贯：甘肃天祝县

（2）现病史：患儿于 3d 前受凉出现咳嗽，有痰不易咳出，家长在家中自行给予口服药物（再林，咽扁颗粒具体剂量不详）治疗后咳嗽症状好转，与住院前 1 日吃花生米时出现呛咳，之后咳嗽加重伴喘息。

（3）既往史：平素体健，否认外伤史、否认手术史，否认肝炎结核等传染病史，否认食物、青霉素等药物过敏史，否认输血及使用血液制品史。

（4）个人史：第 1 胎，第 1 产，足月顺产，否认生后窒息缺氧史，出生体重 3.2kg，否认病理性黄疸史，混合喂养，1 个月添加鱼肝油及钙剂，4 个月添加辅食，父母亲抚养。按计划免疫接种，无不良反应。

（5）家族史：父母体健，家族中无传染病及遗传病史。

（6）护理体格检查：

T:36.6℃，P:104 次/分，R:26 次/分，BP:112/67mmHg，W:16kg，经皮测血氧饱和度 89%。患儿神智清楚，精神欠佳，面色红润，全身皮肤黏膜无黄染、皮疹及出血点，皮下脂肪丰满，弹性良好，毛发分布正常，睑结膜无苍白、充血，角膜无浑浊，双侧瞳孔等大等圆，直径约 3mm，对光发射灵敏，耳鼻无畸形，鼻翼无煽动，外耳道正常。口唇轻度发绀，口腔黏膜正常，咽部充血，双侧扁桃体无肿大，胸廓无畸形，三凹征阴性，叩诊呈清音，心前区无隆起，心尖波动无弥散，心界无扩大，心音有力，心率 104 次/分，节律整齐，各瓣膜听诊区未闻及病理性杂音，胸部听诊双肺呼吸音粗，可闻及吸气性喘鸣音。呼吸节律正常，双侧呼吸动度一致，腹部各项检查、脊椎及四肢关节无异常，神经系统查体无异常。

二、问答部分

1、该患儿入院时的护理诊断/问题是什么?

答:(1)有窒息的危险　与气道内异物有关。

(2)知识缺乏　与家长缺乏疾病相关知识有关。

(3)低效性呼吸型态　与肺部感染、分泌物增加、气道内异物有关。

(4)舒适度减弱　与异物与呼吸道分泌物导致的咳嗽有关。

(5)恐惧　与环境陌生、医疗与护理操作有关。

2. 该患儿的护理目标是什么?

答:(1)避免患儿发生窒息。

(2)使家长了解疾病相关知识,配合治疗护理,学会正确喂养,避免呼吸道或消化道异物发生。

(3)改善呼吸困难。

(4)提高患儿舒适度。

(5)减轻或消除患儿医疗恐惧。

3. 该患儿术前的护理措施是什么

答:(1)一般护理　保持室内空气新鲜,温湿度适宜(温度 20℃左右,湿度 60%左右),给营养丰富、易消化的饮食,进食少量患儿注意休息,避免剧烈的活动及游戏,尤其是患儿咳嗽时家长不能给予拍打和突然替换体位以防异物游走至主支气管或声门下引起窒息。鼓励患儿多饮水,使痰液稀释易于咳出。少量多餐,以免因咳嗽引起引起呕吐,保持口腔卫生,促进食欲,增加舒适感。

(2)气道护理　指导患儿有效咳嗽;遵医嘱给予雾化吸入但禁忌给予拍背排痰,以防异物掉入主支气管内。

(3)积极做好纤维支气管镜术前准备。

①完善相关检查:包括血常规、凝血功能、肝肾功能、血气分析、心电图、肺功能,乙型肝炎及丙型肝炎的血清学指标、HIV、梅毒等特殊病原体检测,尤其是胸部 X 线片或胸部 CT 以确定异物的位置和大小。

②签署知情同意书。

③备好急救、麻醉药品和物品:肾上腺素、支气管舒张剂、止血药物、利多卡因、咪唑达仑、地塞米松等;氧气、心电监护仪、吸引器、复苏气囊、气管

插管等。

4. 术前4h禁食固体食物和奶液，术前3h禁水。

(4)健康教育　对患儿及家长进行心理护理，讲解纤维支气管镜术取气管异物的注意事项及过程，并举例成功病例尽量消除紧张和焦虑，使患儿和家长增加信心，取得配合。

5. 该患儿术中的护理措施是什么？

答：(1)体位　根据操作需要摆放患儿体位，通常采取仰卧位，肩部略垫高，头部摆正，将气道充分打开，鼻导管或面罩给氧(流量1~2L/min)，或经吸引孔(流量0.5~1L/min)，监测心电图、血氧饱和度、无创血压等。

(2)局部麻醉　配合麻醉医生予患儿局麻，并根据患儿情况适当给予约束带保护。

(3)插管护理　一般采取经鼻腔插入。

(4)纤维支气管镜术中配合医生做好吸引、活检、治疗等。

6. 该患儿术后的护理措施是什么？

(1)病情观察　遵医嘱给予心电监护、血氧饱和度及无创血压监测4h，血氧饱和度低于90%遵医嘱给予氧气吸入，严密观察患儿有无发热、咳嗽、胸痛、咯血、气急、咳痰等情况。

(2)术后遵医嘱给予肾上腺素+地塞米松超声雾化吸入15min，以减轻喉头水肿和支气管痉挛，鼓励患儿轻咳痰液和血液，及时留取痰标本送检。

(3)术后尽量避免患儿说话和哭闹，使声带休息。

(4)术后禁食水3h后，先给予患儿缓慢喂食少量温开水，如未发生呛咳，可喂食温凉的流质或半流质饮食。

(5)必要时按医嘱应用抗生素，预防呼吸道感染。

(6)健康指导　告知患儿家长不要给3岁及3岁以下的患儿喂食坚果，勿让患儿哭闹、嬉笑、身体活动过程中吃东西，更不可在患儿吃东西的过程中拍打和吓唬患儿，并及时将容易入口的小物品及玩具零件放在患儿接触不到的地方。

7. 针对患儿合并肺部感染，需要给予什么护理措施？

答：(1)改善呼吸功能。

①休息　保持病室内空气清新，室温控制在22℃~24℃，湿度控制在

55%~65%。嘱患儿卧床休息，减少活动。尽量穿棉质宽松衣服，保持皮肤清洁，避免引起患儿不安和出汗。治疗和护理操作集中进行，尽量使患儿保持安静，以减少机体耗氧量。

②氧疗　结合患儿病情给予氧气吸入，吸氧过程中应经常检查导管是否通畅，患儿缺氧症状是否改善，发现异常及时处理。

③ 遵医嘱给予药物治疗，促进气体交换。

(2)保持呼吸道通畅　及时清理患儿口鼻分泌物，根据病情需要采取相应的体位，使痰液易于排出，遵医嘱给予雾化吸入，鼓励患儿咳嗽但禁止拍背，防止异物落入主支气管内。必要时给予电动吸痰，吸痰次数不易过多，否则刺激黏液产生过多。密切观察患儿生命体征及呼吸频率，帮助了解病情进展。

(3)观察体温，发热时给予物理或药物降温。

(4)补充营养和水分；给予足量的维生素和水分，少量多餐，鼓励患儿多饮水使呼吸道黏膜湿润，以利于痰液咳出，必要时记录 24h 出入量，严格控制输液速度，避免发生心力衰竭。

(5)密切观察病情　结合患儿病情做好围手术期护理和病情观察。

(6)健康教育　告知家长患儿正确的进食方法，培养良好的饮食习惯，提高安全意识，养成锻炼身体的好习惯。

【相关知识讨论】

1. 气管支气管异物的发病特点及处理原则？

答：(1)气管支气管异物(foreign body of trachea and bronchus)是临床常见的急症，可导致急性呼吸困难、肺不张、慢性肺部感染甚至死亡。儿童右支气管较粗短，故异物易落入右侧支气管。气管支气管异物在儿童意外伤害中所占的比例达 4.7%~50.0%。

(2)气管支气管异物应及时诊断，尽早取出，保持呼吸道通畅，防止因呼吸困难、缺氧而致心功能衰竭。

2. 纤维支气管镜的相关介绍？

答：纤维支气管镜(纤支镜)检查在我国成人科已普遍应用。传统观念认为：小儿由于气道狭窄，患儿在检查中不能很好地配合，且耐受性差等原因，纤支镜在儿科临床应用增加了难度、受到了很大限制。自 1964 年日本Ikeda 采用可曲式光导纤维支气管镜(flexible fiberoptic bronchoscope)以来,随着激光荧光微波电视等技术的进展以及临床的需要,纤支镜的功能与用途不断扩展,近年来纤支镜检查的安全性及实用性已普遍被临床认可。目前我国已有近四十家医院开展小儿纤支镜,并且成为很多儿童呼吸道疾病的诊断和治疗的一种有效手段。

3. 纤维支气管镜检查的适应症?

答:(1)新生儿的喉、气管畸形或气管软化症(喉喘鸣)、新生儿窒息。

(2)慢性刺激性咳嗽。

(3)咯血或痰中带血。

(4)局限性喘鸣。

(5)X 线发现肺叶或段持续不张,为了查明应行纤支镜检查和治疗,长期治疗不愈的肺炎、肺不张或肺气肿,取气道的分泌物培养及药敏试验。

(6)肺部团块状阴影。

(7)取异物。

(8)支气管造影或肺切除术前检查。

(9)难治性肺炎及反复持续慢性哮喘。

(10)外科手术后有痰液阻塞,咳嗽无力,导致呼吸困难或肺不张。

4. 纤维支气管镜检查的禁忌症?

答:(1)一般情况较差,严重营养不良,极度虚弱不能接受检查者,高热、出、凝血疾病者。

(2)心肺功能衰竭者,严重肝肾功能不全者,频发心绞痛、呼衰者。

(3)肺功能严重损害或呼吸困难者,缺氧,哮喘发作期。

(4)正在大咯血者(最近一周内)或 2w 内有支气管哮喘发作者。

(5)颈椎疾病。

(6)喉结核。

(7)主动脉瘤有破裂危险者。

(8)麻醉药过敏,而又没有其他药物代替的病人。

5. 纤维支气管镜术有何并发症? 如何防治?

答:(1)喉水肿　是最常见的并发症,多在术后 2h 内出现。一定要选择粗细合适的纤支镜,术者动作要轻柔,检查时间不宜过长。一旦出现喉水肿,在吸氧的同时,用地塞米松–肾上腺素混合液对喉头直接喷雾,并给予适量镇静剂能有效防治喉梗阻的发生。

(2)喉痉挛　多由于麻醉不充分,刺激喉部发生,加深麻醉或对喉头进行表面麻醉后可消失。

(3)黏膜出血　可用支气管镜直接压迫出血处或注入少量1:10000肾上腺素均能止血。

(4)纵隔气肿或气胸　原因:

①手术粗暴,强行插入或患儿挣扎,镜子前缘损伤气管壁。

②取异物或活检时损伤气管隆突或支气管嵴;胸腔内少量气体可用空针抽出后动态观察。气体多或抽出后很快再产生需胸腔闭式引流。

(5)发绀或缺氧　可经纤支镜活检孔给氧或口鼻腔给氧,必要时停止检查。

(6)药物反应主要是麻醉药物过敏,应详细询问药物过敏史,用药后仔细观察,一旦发生,应立即停药,并抢救,可肌注肾上腺素–地塞米松–非那根等,必要时气管插管。

参考文献

[1]段效军,陈艳萍,仇君. 儿童气管支气管异物的临床特征分析[J]. 中国当代儿科杂志,2014,04:410–413.

[2]刘玺诚. 儿科纤维支气管镜术的进展[J]. 中华儿科杂志,1999,12:52–53.

[3] 王永军,石永生. 纤维支气管镜在儿童呼吸系统疾病中的临床应用及进展[J]. 临床肺科杂志,2011,05:752–754

[4]胡亚美,江载芳. 诸福棠实用儿科学(第七版) [M]. 北京 : 人民卫生出版社, 2002, 239 – 243

[5]中华医学会儿科学分会呼吸学组儿科支气管镜协作组. 儿科支气管镜术指南[J]. 中华儿科杂志,2009, 47(10)740 –744

(周小娅)

第三章 消化系统疾病

病例 1 溃疡性口炎

【病例汇报】

一、患儿病情简述

朱××,女,1 岁 8 月。于入院前 4 天无明显诱因出现发热,热峰 39.6℃,伴纳差、流涎,拒食,无咳嗽、咳痰。患儿家长自行给予口服药物(具体剂量不祥)治疗 2d,效果不佳,患儿间断发热,遂到儿科门诊就诊,给予静滴“头孢曲松钠 1g、利巴韦林 100mg,水溶性维生素 10ml”治疗 2d,患儿仍发热,为进一步诊治,以“溃疡性口炎(待查)”收住入院。

二、相关化验检查

血常规:白细胞 8.7×10^9/L;红细胞 3.9×10^{12}/L ;血红蛋白 118g/L;淋巴细胞百分比 30.3%;中性粒细胞百分比 68.2%;口腔创面渗出物涂片染色可见大量细菌生长;尿、粪常规等检查均正常。

三、医疗诊断

溃疡性口腔炎。

四、治疗经过

患儿入院后积极完善各种检查,给予抗感染,补液、及支持治疗,口腔内涂药及口腔护理,病情好转。患儿体温正常,无并发症发生,精神可,食纳好,治疗 4d 治愈出院。

【护理查房】

护理查房日期:2015 年 2 月 4 日 16:00

一、入院护理评估

(1)一般资料

姓名:朱×× 性别:女 年龄:1 岁 8 月

籍贯:甘肃兰州市

(2)现病史:间断发热 4d,热峰 39.6℃,伴纳差、拒食,流涎,无咳嗽、咳痰。

(3)既往史:平素体健,否认外伤史、否认手术史,否认肝炎、结核等传染病史,否认食物、青霉素等药物过敏史,否认输血及使用血液制品史。

(4)个人史:第 1 胎,第 1 产,足月,顺产,出生体重 3.3kg,人工喂养,1 个月添加鱼肝油及钙剂,6 个月添加辅食。生长发育同一般同龄儿。按计划预防接种,无不良反应。

(5)家族史:父母体健,家人无类似病史,家族中无 G-6-PD 缺乏,地中海贫血或其他遗传病史。

(6)护理体格检查

T:36.4;P:118 次/分;R:28 次/分;BP:80/52mmHg,体重:11kg。神志清楚,精神欠佳。瞳孔两侧等大等圆、对称,对光反射灵敏,角膜反射存在,巩膜无黄染。口唇颜色红润,舌尖,牙龈部各有溃疡面,边界清晰,表面有黄白色纤维性渗出物形成的假膜,无疱疹,咽部充血,扁桃体 I 度肿大。营养状况良好,体位自如。皮肤红润,无皮疹及出血点,皮肤弹性好。肺部呼吸音清晰,无干湿性啰音。心音有力,心律齐、未闻及杂音。腹部腹壁柔软、无压痛、反跳痛。四肢活动度正常,无脊椎畸形,关节无异常,活动自如。神经系统无异常。

二、问答部分

1. 该患儿入院时的护理诊断有什么问题?

答:(1)口腔黏膜改变 与口腔感染与口腔不洁有关。

(2)疼痛 与进食刺激口腔黏膜溃疡面有关。

(3)体温过高 与感染有关。

2. 该患儿的护理目标是什么？

答：(1)患儿口腔黏膜恢复正常。

(2)患儿能愉快进食，无哭闹。

(3)体温恢复正常。

3. 该患儿的护理措施是什么？

答：(1)口腔护理　溃疡性口炎用3%过氧化氢溶液清洗溃疡面，保持口腔黏膜湿润和清洁，减少口腔细菌繁殖。对流涎者，及时清除流出物，保持皮肤干燥，清洁。

(2)正确涂药方法　为了确保局部用药达到目的，行口腔护理后进行涂药，涂药前应先将纱布或干棉球放在腮腺、下颌腺及舌下腺开口处，以阻断唾液，防止药物被冲掉。同时把病变表面水分吸干再涂药，涂药后闭口10min左右在拿出棉球或纱布，勿立即饮水或进食。

(3)口腔护理时动作要轻、快、准，以免引起患儿口腔疼痛，从而对护理产生恐惧而影响护理与治疗。

(4)保证摄入足够的营养　食物中应有足够的热量及维生素，尤其要富含维生素B、C，如果汁、菜泥等。疼痛影响进食者可在进食前局部涂2%地卡因或2%利多卡因。

(5)以进食温凉适宜的流质饮食为宜，避免酸、碱、粗、硬等刺激性食物。

(6)食具专用患儿使用食具应煮沸消毒10~15min，或采用高压灭菌消毒。

(7)监测体温超过38.5℃时，给予松解衣服、置冷水袋、冰袋等物理降温，必要时给予药物降温，同时做好皮肤护理。

(8)健康教育向家长讲解口炎发生的原因，影响因素及护理，示教口腔护理及涂药的方法，保持口腔卫生。宣传均衡营养对提高机体抵抗力的重要性，避免偏食、挑食，培养良好的饮食习惯。

【相关知识讨论】

1. 常见的口炎有哪几种？

答：临床上常见的口炎有3种，即鹅口疮、疱疹性口炎和溃疡性口炎。

(1)鹅口疮多见于新生儿，营养不良、腹泻、长期使用广谱抗生素或类固醇激素的患儿也易发生，是由白色念珠菌感染所致。

（2）疱疹性口炎是由单纯疱疹病毒Ⅰ型感染所致，传染性强，可在集体托幼机构引起小流行，多见于1~3岁幼儿。

（3）溃疡性口炎常发生于感染，长期腹泻等机体抵抗力下降时，口腔不洁而引起细菌感染所致，多见于婴幼儿。

2. 鹅口疮、疱疹性口炎和溃疡性口炎的病因有何不同？

答：（1）鹅口疮是由白色念珠菌感染所致。

（2）疱疹性口炎是由单纯疱疹病毒Ⅰ型感染所致。

（3）溃疡性口炎主要是由链球菌、金黄色葡萄球菌、肺炎链球菌绿脓杆菌或大肠杆菌等感染所致。

3. 鹅口疮、疱疹性口炎和溃疡性口炎的临床特征有何不同？

答：（1）鹅口疮的临床特征是在口腔黏膜上出现点状或小片状白色或灰白色乳凝块样物，可融合成片，不易擦去，强行剥离后局部口腔黏膜潮红、粗糙，可有溢血。患处不痛、不流涎，不影响吃奶，一般无全身症状。常见于颊黏膜，其次齿龈、舌面、上腭亦可累及。重者整个口腔均被白色斑膜覆盖，甚至可蔓延至咽、喉、食管、气管、肺等处，而出现呕吐、吞咽困难、声音嘶哑或呼吸困难。

（2）疱疹性口炎的临床特征是起病急，伴发热，体温可达38℃~40℃，有烦躁、拒食、流涎、局部疼痛，常伴有颌下淋巴结肿大及齿龈红肿。常见在颊内，齿龈、舌及唇内等口腔黏膜上可见单个或成簇小疱疹，直径约2mm，周围有红晕，迅速破溃后形成浅表性溃疡，有黄白色纤维性分泌物覆盖，多个小溃疡可融合成不规则的大溃疡，有时可累及上颚及咽部。患儿体温常在3~5d后恢复正常，病程约1~2周，淋巴结肿大可持续2~3周。

（3）溃疡性口炎的临床特征是溃疡面在口腔各部位均可发生，但常见于舌、唇内及颊黏膜处，可蔓延到唇及咽喉部。开始时口腔黏膜充血水肿，继而形成大小不等的糜烂或溃疡，表面有纤维素性分泌物形成的灰白色或黄色假膜，边界清楚，易拭去，露出溢血的创面，但不久又被假膜覆盖，涂片染色可见大量细菌。患儿有发热，体温可达38℃~40℃，有烦躁、拒食、流涎、局部疼痛，常伴局部淋巴结肿大。全身症状轻者1周左右体温恢复正常，溃疡逐渐愈合，严重者可出现脱水和酸中毒。

4. 简述鹅口疮、疱疹性口炎和溃疡性口炎的治疗要点?

答:(1)鹅口疮 保持口腔清洁,哺乳前后用2%碳酸氢钠溶液清洁口腔。局部涂10万~20万U/ml制霉菌素溶液,2~3次/天。

(2)疱疹性口炎 保持口腔清洁,多饮水,可用3%过氧化氢溶液清洗口腔,避免刺激性食物。对症处理,发热者给予退热剂,补充足够的营养及水分,使用有效抗生素控制继发感染。局部涂2.5%~5%金霉素鱼肝油。疼痛严重者可在进食前用2%利多卡因涂局部。

(3)溃疡性口炎 保持口腔清洁,可用3%过氧化氢溶液清洗口腔或0.1%利凡诺溶液清洁口腔。控制感染,选择有效抗生素全身用药。局部溃疡面涂5%金霉素鱼肝油,注意水分及营养的补充。

参考文献

[1]崔焱.儿科护理学.第5版.人民卫生出版社,2014.11

[2]雷家英,李亚农.实用儿科护理学. 中国协和医科大学出版社,2005.2

[3]钱嬿, 厉瑛.儿科护理查房.上海科学技术出版社,2011.1

(李凤茹)

病例 2　轮状病毒肠炎

【病例汇报】

一、患儿病情简述

张××，男，8 月。于入院前 6 天无明显诱因出现腹泻，大便为稀水样便，4~5 次/天，未见脓血，无发热，呕吐，就诊于我院门诊，给予“婴儿健脾散、小儿止泻安颗粒”口服治疗（具体剂量不祥），患儿腹泻无明显减轻，为进一步诊治再次就诊儿科门诊，门诊大便轮状病毒检测阳性，以“轮状病毒肠炎”收住入院。

二、相关化验检查

门诊轮状病毒检测（+），腺病毒测定（-）

血常规：白细胞 5.96×10^9/L；血红蛋白 126g/L；红细胞 4.6×10^{12}/L；中性粒细胞占比 27.9%；淋巴细胞百分比 64.3%；血小板 210×10^9/L；C 反应蛋白 1.0mg/L。

血气分析（未吸氧状态下）：

pH：7.449，PCO_2：24.0mmHg；PO_2：65.9mmHg；Na^+：138.6mmol/L；K^+：4.27mmol/L；Ca^{++}：1.22mmol/L；HCO_3^-：19.8mmol/L；BE：-7.7mmol/L。

生化检查：谷丙转氨酶 49.0u/L；谷草转氨酶 61.0 u/L；总蛋白 77.0g/L；白蛋白 49.9；球蛋白 27.1g/L；白球比 1.8；总胆红素 4.1umol/L；直接胆红素 2.3 μmol/L；间接胆红素 1.8 μmol/L；碱性磷酸酶 288.0U/L；乳酸脱氢酶 345.0U/L；葡萄糖 4.52mmol/L；尿素氮 9.08 mmol/L；肌酐 45 umol/L；尿酸 791 umol/L；总胆固醇 3.71 mmol/L；甘油三酯 2.02 mmol/L；钙、磷、铁、锌、镁、钾、钠、氯等离子均正常。

尿液检查：pH6.0，比重 1.018，蛋白质（+），葡萄糖（-），酮体（++），胆红素(-),尿胆素原正常;尿潜血(-);白细胞 11.00μL(正常);红细胞 90.00μL(高);鳞状上皮(-);其余各种管型均为(-)。

三、医疗诊断

轮状病毒肠炎。

四、治疗经过

患儿入院后积极完善各种检查,给予抗感染,补液、支持治疗,病情好转。患儿体温正常,无腹泻,无并发症,精神可,治疗 5d 出院。

【护理查房】

查房日期:2015 年 7 月 2 日 16:00

一、入院护理评估

(1)一般资料

姓名:张××　　　　性别:男　　　　年龄:8 月

籍贯:甘肃兰州市

(2)现病史:腹泻 6d,大便为稀水样便,4~5 次/天,未见脓血,无发热,呕吐。

(3)既往史:平素健康,否认外伤及手术史,否认结核、肝炎等传染病史及其接触史,否认食物及药物等过敏史,否认输血及血液制品史。

(4)个人史:第 1 胎,第 1 产,足月,剖宫产,出生体重 2.7kg 母乳喂养,1 个月添加鱼肝油及钙剂,4 个月添加辅食。生长发育同一般同龄儿。按计划预防接种,无不良反应。

(5)家族史:父母体健,家人无类似病史,无家族性传染病及遗传病史。

(6)护理体格检查(入院时)

T:36.5℃,P:128 次/分,R:32 次/分,BP:99/60mmHg,W:11kg。经皮血氧饱和度 90%。神志清楚,精神欠佳。瞳孔两侧等大等圆、对称,对光反射灵敏,角膜反射存在,巩膜无黄染。口唇颜色红润,无紫绀,黏膜干燥,无疱疹,咽部无充血。营养状况可,体位自如。皮肤红润,无皮疹及出血点,皮肤弹性欠佳。肺部呼吸音清晰,无干湿性啰音。心音有力,心率齐、未闻及杂音。腹部腹壁柔软、无压痛、反跳痛。四肢活动自如,无脊椎畸形,关节无异常。神经系统检查无异常。

二、问答部分

1. 该患儿入院时的护理诊断/问题是什么?

答:(1)腹泻　与喂养不当,轮状病毒感染有关。

(2)体液不足,营养失调　与腹泻所致液体丢失过多,营养摄入不足有关。

(3)体温过高　与肠道感染有关。

(4)有皮肤完整性受损的可能　与大便次数增多、刺激臀部皮肤有关。

(5)知识缺乏　与家长缺乏饮食卫生及腹泻患儿护理知识有关。

2. 该患儿的护理目标是什么?

答:(1)患儿腹泻次数减少,大便形状正常。

(2)患儿脱水症状和体征得到改善,体重恢复,尿量正常。

(3)体温恢复正常。

(4)患儿皮肤保持完整、无破损。

(5)患儿家长能在医护人员指导下正确护理患儿。

3. 该患儿的护理措施是什么?

答:(1)调整饮食、继续进食是必要的治疗与护理措施。根据患儿病情适当调整饮食,达到减轻胃肠道负担、恢复消化功能之目的。该患儿母乳喂养,病毒性肠炎多有双糖酶缺乏,不宜用蔗糖,可适当改用高营养豆奶粉或低乳糖奶粉,腹泻好转后逐渐恢复母乳喂养。

(2)遵医嘱。给予口服补液盐及静脉补液,纠正水、电解质紊乱及酸碱失衡。第一天补液总量:包括累积损失量、继续损失量和生理需要量。输液的种类,根据脱水的性质而定,临床判断脱水性质有困难时,可先按等渗性脱水处理。输液速度主要取决于累积损失量(脱水的程度)和继续损失量,应遵循“先快后慢”的补液原则,若呕吐腹泻缓解,可酌情减少补液量或改为口服补液盐。

(3)严密观察病情。

①观察并记录大便次数、量、颜色、性状及气味,做动态比较,必要时送检。遵医嘱记录 24h 出入量,为输液方案和治疗提供可靠依据。

②监测生命体征　如神志、体温、脉搏、呼吸、血压等。

③观察全身中毒症状　如发热、精神萎靡、嗜睡、烦躁等。

④观察水、电解质和酸碱平衡紊乱症状　如脱水情况及其程度,代谢

性酸中毒的表现,低钾血症的表现。

(4)控制感染　按医嘱选用针对病原菌的抗生素以控制感染,严格执行消毒隔离措施,感染性腹泻与非感染性腹泻患儿应分室居住,患儿食具、衣物、尿布应专用,腹泻患儿用过的尿布、便盆应分类消毒;护理患儿前后认真洗手,防止交叉感染。

(5)发热的护理　密切观察患儿体温变化,鼓励患儿多饮水,做好口腔护理。擦干汗液,及时更换汗湿的衣被。体温过高可给予物理降温或药物降温。

(6)维持皮肤的完整性　选用吸水性强、柔软的布质或纸质的尿布,勤换尿布,避免使用不透气的塑料布或橡皮布;每次排便后用温水洗净臀部并擦干,以保持皮肤清洁、干燥,防止尿布皮炎的发生。局部皮肤发红处可涂以5%鞣酸软膏或40%氧化锌油并按摩片刻,促进局部血液循环;局部皮肤糜烂和溃疡者,可采用暴露法,臀下仅垫尿布,不加包扎,使臀部皮肤暴露在空气中或阳光下;也可用灯光照射,每次照射20~30min,每日1~2次,使局部皮肤蒸发干燥,照射时护士必须坚持守护患儿,避免烫伤,照射后局部涂以油膏。女婴尿道口接近肛门,应注意会阴部的清洁,预防上行性尿道感染。

(7)健康教育　向家长讲解患儿腹泻的原因、潜在的并发症及相关的的治疗措施。指导家长正确洗手并作好污染尿布及衣物的处理、出入量的监测及脱水表现的观察。讲解调整饮食的重要性，指导家长配制和使用ORS溶液,应强调少量多次饮用,呕吐不是禁忌症。指导合理喂养,提倡母乳喂养,避免在夏季断奶,按时逐步添加换乳期食物,防止过食、偏食及饮食结构突然变动。示范并讲解更换尿布及保护臀部皮肤的方法。注意饮食卫生,食物要新鲜,食具、奶具要煮沸消毒。加强体格锻炼,适当户外活动,气候变化时防止受凉或过热。避免长期滥用广谱抗生素。

【相关知识讨论】

1. 小儿腹泻是婴幼儿最常见的疾病之一,它对人体造成的危害有哪些?
答:(1)腹泻可引起营养不良,尤其是慢性腹泻:因为胃肠道是人体吸收营养物质的唯一途径，摄入的食物及各种营养物质在胃肠道消化和分解后，人体所需的营养素被吸收,剩余的残渣形成粪便排出。腹泻时,由于肠道的炎症，机体对营养的吸收发生严重障碍，能量及体液供给不足，使患儿感到精神萎靡，四肢疲乏，心慌气短，口干舌燥，甚至出现营养不良的表现。

（2）腹泻可导致维生素缺乏　长期腹泻可直接影响机体对维生素的吸收，引起维生素的缺乏。比如有些患儿长期腹泻后会出现皮肤、头发干燥，头发失去正常光泽，间有散在性脱落，此为缺乏维生素 A 所致；又如有些患儿发生舌炎、口角炎、多发性神经炎，这是缺乏维生素 B 的结果。

（3）腹泻可降低身体的抵抗力　因腹泻引起营养不良、贫血及维生素缺乏等，可使小儿对传染病及各种感染性疾病的抗病能力减弱，炎症容易扩散，也可使组织再生及外伤愈合能力减弱，受伤后伤口不易愈合。

（4）腹泻可影响机体对水分的吸收　小肠黏膜病变可直接影响人体对水分的吸收。肠腔内高渗透压会使血中部分水分向肠腔内转移，最后由大便排出，使机体丢失大量水分。当水分丢失不超过体重的 5%时，机体还能代偿，一旦超过 5%便无法代偿，从而出现一系列水、电解质失调和酸碱平衡紊乱现象。

（5）腹泻可导致酸中毒　平时身体内代谢产生的二氧化碳通过呼吸排出，其余的废物需要经过水的运送，通过肾脏由尿液排出体外。脱水时尿量因机体内水分损失而减少，甚至无尿，这就会使体内代谢产生的废物排出减少，而在体内积蓄时机体发生中毒症状，即酸中毒。

2. 腹泻时患儿的饮食应做哪些调整？

答：调整饮食是腹泻患儿的主要治疗护理措施之一。轻型腹泻一般只需调整饮食即可痊愈。母乳喂养患儿，母亲应缩短每次哺乳时间，母亲尽量少吃油腻食物，多饮水，以减少母乳中脂肪含量，减轻胃肠道负担。该患儿为病毒性肠炎，母乳喂养，病毒性肠炎多有双糖酶缺乏，可减少或停止母乳喂养，改用高营养豆奶粉或低乳糖奶粉，腹泻好转后逐渐恢复母乳喂养。人工喂养患儿，暂停喂牛奶，根据不同情况可给予脱脂奶、米汤、高营养豆奶粉或低乳糖奶粉。注意不要加入蔗糖，以免加重腹泻、腹胀。腹泻期间暂停辅助食品，以利消化吸收，待病情好转，再逐渐过渡到正常饮食，否则可引起病情反复。

3. 何为小儿腹泻？引起小儿腹泻的因素有哪些？

答：小儿腹泻是由多病原、多因素引起的以大便次数增多及性状改变为特点的一组消化道综合征。

(1)易感因素。

①婴幼儿消化系统发育不够成熟,胃酸和消化酶分泌不足,消化酶活性低。

②由于生长发育快,对营养物质的需求量相对较多,消化道负担重,易引起消化道功能紊乱。

③婴幼儿机体防御能力较差,胃酸酸度低,同时血中免疫球蛋白和胃肠道分泌型免疫球蛋白不足,易患肠道感染。

④肠道菌群失调,新生儿出生后尚未建立正常的肠道菌群、或因使用抗生素导致菌群失调,使正常菌群对入侵肠道致病菌的拮抗作用丧失,而引起肠道感染。

⑤人工喂养,母乳中含有大量体液因子、巨噬细胞粒细胞、溶菌酶、溶酶体等,有很强的抗肠道感染作用。牛奶中虽有某些上述成分,但在加热的过程中被破坏,而且人工喂养的食具和食物易受污染,故人工喂养儿肠道感染发生率明显高于母乳喂养儿。

(2)感染因素。

①肠道内感染,可由病毒、细菌、真菌、寄生虫引起,以病毒、细菌最多见。小儿腹泻80%由病毒感染引起,主要有轮状病毒,其他有柯萨奇病毒、腺病毒、冠状病毒、埃克病毒及诺沃可病毒等。其次是细菌感染,大肠埃希菌是细菌感染中的主要病原,其他有空肠弯曲菌、沙门氏菌、金黄色葡萄球菌。另有真菌和寄生虫感染。

②肠道外感染,因发热及病原体毒素作用使消化功能紊乱,或肠道外感染的病原体(主要是病毒)同时感染肠道,故当患中耳炎、上呼吸道感染、肺炎、泌尿系统感染或急性传染病时可伴有腹泻。

(3)非感染因素。

①饮食因素,如喂养不定时、食物的质和量不适宜、过早给予淀粉类或脂肪类食物等均可引起腹泻。给予高果糖或山梨醇的果汁,可产生高渗性腹泻。给予肠道刺激物如调料或富含纤维素的食物等也可引起腹泻。

②过敏因素,个别婴儿对牛奶、大豆及某些食物成分过敏或不耐受而引起腹泻。

③其他因素，包括原发性或继发性双糖酶缺乏，乳糖酶的活力降低，肠道对糖的消化吸收不良而引起腹泻。

④气候因素，气候突然变冷、腹部受凉使肠蠕动增加；天气过热致消化液分泌减少或口渴喝奶过多，都可诱发消化功能紊乱而引起腹泻。

4. 何为迁延性腹泻？何为慢性腹泻？

答：迁延性腹泻和慢性腹泻多与营养不良和急性期治疗不彻底有关。迁延性腹泻是指病程在2周至2月，慢性腹泻是指病程超2月。以人工喂养、营养不良为多见。表现为腹泻迁延不愈，病情反复，营养不良，生长反育迟缓，最终引起免疫功能低下，继发感染。

5. 婴儿牛奶蛋白过敏性腹泻，将如何饮食调整？

答：牛奶蛋白过敏是指一种IgE或非IgE介导的对牛奶蛋白的不良反应，2岁以下婴幼儿发生率约2%，纯母乳喂养的婴儿也可能发生牛奶蛋白过敏。牛奶蛋白过敏时可出现不同的症状，如速发型牛奶蛋白过敏、食物蛋白诱发的小肠结肠炎综合征、特应性湿疹、胃肠道综合征和食物蛋白诱发的直肠结肠炎。

食物蛋白诱发的肠病主要表现呕吐、腹泻、生长发育迟缓，有时还有低蛋白血症和贫血。牛奶蛋白过敏诱发的过敏性直肠、结肠炎，患儿常见轻微腹泻和少量直肠出血。纯母乳喂养患儿（母乳性结肠炎）的症状可能是由于牛奶蛋白经母乳转运引起的，从而引起母乳喂养儿发生牛奶蛋白过敏。一旦母亲停止摄入牛奶蛋白，患儿的过敏症状即消失。患儿的出血通常表现为便中带有黏液和血丝，而不是直肠出血。通常患儿一般情况好，不伴有生长发育迟缓或贫血等全身表现。

患儿的饮食调整应根据过敏综合征选择配方奶粉：深度水解配方奶首选用于治疗6个月以下的婴儿的速发性牛奶蛋白过敏（非全身性过敏反应）、食物蛋白诱发的小肠结肠炎综合征、特应性湿疹、胃肠道综合征和食物蛋白诱发的直肠结肠炎。豆基配方奶首选于治疗6个月以上的患儿。专家组同时指出，不能以免乳糖配方、部分水解配方奶粉或其他哺乳动物奶（如骆驼、马、驴、羊）、牛奶糊、燕麦奶粉等治疗牛奶蛋白过敏症。母乳喂养者可继续母乳喂养，但母亲饮食中应去除牛奶蛋白。

6. 护士如何判断患儿脱水的程度与性质？

答：一般根据患儿前囟，眼窝凹陷，皮肤弹性，循环情况和尿量等临床表现综合估计，来判断脱水的程度与性质，临床上将脱水程度分为三度。

（1）轻度脱水：表示有占体重3%~5%或30~50ml/kg的液体丢失；患儿表现为精神稍差或略烦躁，皮肤弹性稍差，黏膜稍干燥，眼窝及前囟稍凹陷，哭时有泪，尿量稍少。

（2）中度脱水：表示有占体重5%~10%或50~100ml/kg的液体丢失；患儿表现为精神萎靡或烦躁不安，皮肤弹性差，黏膜干燥，眼窝及前囟凹陷，哭时少泪，尿量明显减少，四肢稍凉。

（3）重度脱水：表示有占体重>10%或100~120ml/kg的液体丢失；患儿表现为精神淡漠或昏迷，皮肤弹性极差，皮肤干燥发灰，或有花纹。黏膜极干燥或干裂，眼窝及前囟明显凹陷，眼睑不合，两眼凝视，哭时无泪；尿量极少或无尿，四肢冰冷。

临床上按脱水的性质可分为等渗性脱水，低渗性脱水及高渗性脱水。

（1）等渗性脱水：水与电解质成比例丢失，血清钠浓度135~145 mmol/L，血浆渗透压正常。主要是细胞外液减少，细胞内液量无明显变化。见于一般的呕吐、腹泻所致的脱水。

（2）低渗性脱水：电解质丢失比例大于水的丢失，血清钠浓度<130 mmol/L，血浆渗透压低于正常。由于细胞外液呈低渗状态，细胞外液进一步减少，细胞内液量增加，所以在失水量相同的情况下，其脱水症状较其他两种类型重。多见于营养不良伴慢性腹泻，或腹泻时补充非电解质溶液过多。多表现为四肢厥冷、皮肤发花、血压下降，尿量减少等休克症状。初期多无口渴症状。

（3）高渗性脱水：水的丢失比例大于电解质的丢失，血清钠浓度>150 mmol/L，血浆渗透压高于正常。由于细胞外液呈高渗状态，使细胞内液转移至细胞外，细胞内液减少，血容量得到部分补偿，所以在失水量相同的情况下，其脱水症状较其他两种类型轻。多见于腹泻伴高热，不显性失水增多而补水不足，或口服及静脉输入含盐过高的液体。表现为剧烈的口渴、高热、烦躁不安、肌张力增高，甚至惊厥。

7. 小儿静脉补液过程中的应注意什么?

答:小儿静脉补液用于中、重度脱水或吐泻严重或腹胀的患儿,根据不同的脱水性质和脱水程度,结合患儿年龄、营养状况、自身调节能力,决定补给液体的总量、种类和输液速度。补液期间应注意以下内容:

(1)补液原则:在静脉补液的实施过程中需做到三定(定量、定性、定速),三先(先盐后糖、先浓后淡、先快后慢)及两补(见尿补钾,防惊补钙)。第一天补液总量应包括累积损失量、继续损失量、生理需要量3个部分。

(2)补液速度:补液的速度取决于脱水程度,原则上先快后慢,对有明显周围循环障碍者应快速输入等渗含钠液,按20ml/kg(总量不超过300ml),于30min至1h内静脉输入。其余累积损失量在8~12h内完成,在循环改善出现排尿后应及时补钾。继续损失量和生理需要量在以后的12~16h内匀速滴入。第2d及以后的补液,一般只需补充继续损失量和生理需要量,继续补钾,供给热量。于12~24h内均匀输入。

(3)钾的补充:正常血清钾浓度为3.5~5.5mmol/L当血清钾低于3.5mmol/L时为低血钾,高于5.5mmol/L时为高血钾。呕吐、腹泻时造成钾的摄入不足,钾的丢失增加,形成低血钾。酸中毒时大量K^+进入细胞内,进一步导致血清钾降低。碱中毒时细胞内H^+移至细胞外以起代偿作用,同时细胞外K^+进入细胞内。也引起低血钾。需补钾时,每日补充氯化钾3mmol/kg,严重低钾者可给4~6 mmol/kg,每日补钾总量静滴时不应少于8h,浓度不超过0.3%(新生儿0.15%~0.2%)。在治疗过程中要严密观察临床症状和体征,监测血清钾及心电图,随时调整含钾溶液的浓度和速度,见尿补钾,以免引起高血钾。

8. 小儿腹泻病的家庭治疗原则有哪些?

答:家庭治疗小儿腹泻有下列3条原则,一旦小儿腹泻,母亲或其他照顾小儿的家庭成员应遵循这些原则:补充较多的液体,继续喂养患儿,如病情不见好转,应及时送到当地医疗机构就诊。

(1)补充较多液体　可以使用口服补液盐(ORS)或当地推荐的家庭补液液体,如米汤加盐溶液(Orcs-ORS)、糖盐水、粥、菜汤等。米汤加盐溶液(Orcs-ORS)配制方法为:500ml米汤加盐1.75g。糖盐水配制方法:清洁水500ml,加蔗糖10g,盐1.75g。米汤可以用炒米粉25g加水500ml,煮2~3min制成。2岁以下的婴幼儿每次腹泻后补液50~100ml(1/4~1/2大杯)液体,大于 2 岁的儿童补给 1/2~1 大杯。

（2）继续喂养患儿　强调不禁食，母乳可继续喂养。人工喂养儿，6 个月以下用 1/2~2/3 稀释牛奶，2~3d 后可恢复正常饮食，6 个月以上可用以习惯的平常饮食稠粥、面条，并加入少许植物油、蔬菜等，由少量逐渐增多。

鼓励患儿进食，想吃多少就吃多少。少量多餐最好，对于婴儿每 3~4h 给 1 次食物，每天 5~7 次。腹泻停止后 1 周，每天给小儿多吃一餐额外的食物，有助于小儿恢复患病期间丢失的体重。

（3）如果病情不见好转，要及时去当地医疗机构就诊。

患儿如出现下列症状和体征，应找医生诊治：

①大便次数增多。

②严重口渴。

③眼窝凹陷。

④发热。

⑤不能正常吃喝。

⑥经家庭治疗后病情不见好转。

9. 怎样服药益生菌？有何注意事项？

答：益生菌主要分三类：

（1）乳杆菌类：如嗜酸乳杆菌、干酪乳杆菌、詹氏乳杆菌、拉曼乳杆菌等。

（2）双歧杆菌类：如长双歧杆菌、短双歧杆菌、卵形双歧杆菌、嗜热双歧杆菌等。

（3）革兰氏阳性球菌：如粪链球菌、乳球菌、中介链球菌等。益生菌可抑制病原微生物在整个胃肠道的生长，有抗病毒活性，可缓解轮状病毒及抗生素治疗引起的腹泻，并缩短病程。在印度及丹麦进行的针对 0~3 岁婴幼儿的研究表明：益生菌和益生元组合可减少腹泻发病率，并促进营养物质的吸收。因此，作为一种新型的手段，益生菌已经越来越多的应用在平衡肠道的健康上。

益生菌的最大特点是活菌。只有益生菌的活菌数量保持一定的数量级，才能起到活菌应有的作用。所以益生菌制剂要保存在 0℃~4℃的冰箱内，减少益生菌的死亡，服用时应注意以下几点：

（1）冲调含有益生菌的奶粉或制剂，要注意使用温开水（35℃~40℃）给宝宝服用,冲泡好的奶或益生菌制剂要及时服用,以免益生菌死亡失效。

(2)益生菌不能与抗生素同服。抗菌素尤其是广谱抗菌素不能识别有害菌和有益菌,所以它杀死病菌时往往把有益菌也杀死了。这时候或者过后补点益生菌,都会对维持肠道菌群的平衡起到很好的作用。如果必须服用抗生素,服用益生菌与抗生素间隔的时间不应短于 2~3h。

(3)1 岁以上的宝宝,可以喝益生菌酸奶。特别是有食欲不振、便秘、经常腹泻或消化不良的宝宝,长期选择益生菌酸奶还能调节胃肠功能。喝酸奶后,若发生腹部不舒服或腹痛、恶心、呕吐,应立即停止饮用。

(4)益生菌的食物有纤维、乳糖、淀粉、寡糖、益生菌的发酵产物等成分;所以在补充益生菌的同时,应多吃根茎类蔬菜、水果及海藻等食品,就等于在肠子里布置一个它们喜欢生长的环境。多数的益生菌并不喜欢肉类和葡萄糖,如果含益生菌的食品中含有过多的糖分也会降低菌种的活性。

(5)如果没有消化不良、腹胀、腹泻或存在其他破坏肠内菌群平衡的因素,不提倡婴幼儿额外摄入过多的益生菌制剂。

10. 患儿服用蒙脱石散的注意事项有哪些?

蒙脱石散的主要成分是八面体蒙脱石微粒,其粉末粒度达 1~3μm,对消化道黏膜具有很强的覆盖能力,并能维持 6h 之久,是肠道疾病的常用的一种胃肠黏膜保护剂,口服后在胃肠道形成保护膜,不进入血液,不被人体吸收,该药不影响 X 光检查,不改变大便颜色,不影响正常的肠蠕动。宜在饭前服用或两餐之间服用,如需服用其他药物,建议与该药相隔一段时间。

11. 口服补液盐 III 的配制及使用方法有哪些? 其注意事项有哪些?

答:配制方法:将 1 袋口服补液盐 III 打开,倒入杯中,加温开水 250ml 搅拌均匀即可。一般腹泻,一开始就使用,直到腹泻停止。腹泻患儿可按以下 3 种情况来确定具体的服用剂量:

(1)无脱水征的患儿

每次稀便后,按不同年龄服用不同剂量的口服补液盐 III,参见表 3-2-1,如果还能多喝,能喝多少给多少。

表 3-2-1

<6 个月	6 个月至 2 岁	2~10 岁	10 岁以上
50ml	100ml	150ml	尽管多喝

（2）轻中度脱水的患儿

剂量：50~70ml/kg，4h 内服完；如果 4h 后，患儿脱水已纠正，再按情况（1）的剂量服用，直至腹泻停止。

（3）重度脱水的患儿

重度脱水的患儿需立即送往医院，给予静脉补液治疗。在患儿条件允许的情况下，可同时给予口服补液盐。待重度脱水纠正后，只要患儿可以口服，即给予口服补液盐 III，按情况（2）继续治疗，直至腹泻停止。

在配制与服用时应注意以下事项：

（1）配制时，每袋口服补液盐 III 用 250ml 温开水冲服，不能添加其他成分。

（2）口服补液盐 III 必须当天配制，前一天剩下的液体需扔掉，第二天重新配制。

（3）如果孩子出现呕吐，等 10min 再喝，喝慢一些。

（4）口服补液盐 III 可作为家庭常备药及旅行者腹泻必备药。

参考文献

[1]刘卫华，冯琪.中国新生儿杂志.[J] 2009.24.（3）187-189

[2]崔焱.儿科护理学.第 5 版.人民卫生出版，2014.11

[3]雷家英，李亚农. 实用儿科护理学. 中国协和医科大学出版社，2005.2

[4]钱嬿,厉瑛. 儿科护理查房. 上海科学技术出版社，2011.1

[5]陈舜年，许春娣. 小儿消化病临床新技术. 人民军医出版社，2002.5

[6]秦玉明，贲晓明. 儿科症状鉴别诊断学. 科学技术文献出版社，2009.2

（李凤茹）

第四章 血液循环系统疾病

病例1 小儿贫血

【病例汇报】

一、患儿病情简述

朱××，女，9月，患儿家长于入院前3月余无意发现患儿面色苍白，未予重视，于入院前三天发现患儿面色苍白明显，故就诊于儿科门诊，以“贫血原因待查”收住入院。

二、相关化验检查

白细胞 $5.2\times10^9/L$；红细胞 $2.69\times10^{12}/L$；血小板 $190\times10^9/L$；血红蛋白47g/L；贫血三项：叶酸>20ng/ml；铁蛋白23ng/ml；维生素 B_{12}213pg/ml；腹部B超未见异常。血型O型，RH阳性。

三、医疗诊断

缺铁性贫血。

四、治疗经过

患儿入院后积极完善相关化验检查，与2015年9月14日15:40在局部麻醉下行骨穿术，急诊于2015年9月14日20:15输注O型RH阳性悬浮红细胞0.5U，输血过程顺利，无不良反应。骨髓细胞学检查未见骨髓造血障碍，故血液系统疾病可排除。临床明确诊断为：缺铁性贫血。经输注红细胞后，患儿白细胞 $5.96\times10^9/L$，红细胞 $3.5\times10^{12}/L$，血红蛋白74g/L，红细胞压积24.8%，血小板计数 $368\times10^9/L$。血色素水平明显升高，输血有效。患儿诊断明确,安排出院。出院1周后口服蛋白琥珀酸铁剂、维生素C片,补铁治疗,1周后复查血常规。

【护理查房】

查房时间:2015年9月15日16:00

一、入院护理评估

(1)一般资料

姓名:朱××　　　　性别:女　年龄:9个月

籍贯:甘肃兰州市

(2)现病史:入院前三天患儿家长发现患儿面色苍白明显

(3)既往史:平素体健,否认外伤史,否认手术史,否认肝炎结核等传染病史,否认食物、青霉素等药物过敏史,否认输血及使用血液制品史。

(4)个人史:第2胎,第2产,足月顺产,否认生后窒息缺氧史,出生体重3.6kg,否认病理性黄疸史,1个月添加鱼肝油及钙剂,4个月添加辅食,生长于原籍,无毒物接触史及疫区、疫源感染史,3个月抬头,4个月翻身,6个月出牙,7个月坐稳,8个月爬,生长发育史与一般正常患儿相同,按计划免疫接种,无不良反应。

(5)家族史:父母体健,家族中无传染病及遗传病史,无类似病史。

(6)护理体格检查:

入院时查体:T:36.9℃,P:128次/分,R:30次/分,BP:86/47mmHg,W:9.5kg,经皮测血氧饱和度86%。患儿神智清楚,精神一般,重度贫血貌,全身皮肤黏膜仓黄、无黄染、皮疹及出血点,皮下脂肪丰满,弹性良好,毛发分布正常,睑结膜苍白、无充血,角膜无浑浊,双侧瞳孔等大等圆,直径约3.0mm,对光反应灵敏,耳、鼻正常无畸形。口唇苍白无紫绀,口腔黏膜正常,咽部无充血,三凹症(-),呼吸节律正常,神经系统查体无异常。

二、问答部分

1. 小儿贫血的诊断标准是什么?

答:小儿贫血的国内诊断标准:新生儿时期血红蛋白<145g/L,1~4月是血红蛋白<90g/L,4~6月时血红蛋白<100g/L;6个月以上则按照世界卫生组织标准:6月至6岁者血红蛋白<110g/L,6~14岁血红蛋白<120g/L为贫血。

2. 小儿贫血的分度是什么?

答:根据外周血血红蛋白含量和红细胞将贫血分为轻、中、重、极重 4 度。

儿童血红蛋白(g/L):90~120 为轻度,60~90 为中度,30~60 为重度,<30 为极重度。新生儿血红蛋白(g/L):120~144 为轻度,90~120 为中度,60~90 为重度,<60 为极重度。红细胞($\times 10^{12}$/L):3~4 为轻度,2~3 为中度,1~2 为重度,<1 为极重度。

3. 为什么营养性缺铁性贫血是我国儿童保健重点防治的“四病”之一,其病因有哪些?

答:缺铁性贫血是由于体内铁缺乏致血红蛋白合成减少而引起的一种贫血。临床上具有小细胞低色素性、血清铁和铁蛋白减少、铁剂治疗有效等特点。主要发生在 6 个月至 2 岁的小儿。主要的病因有:

(1)先天储铁不足:如早产、双胎、多胎、孕母患严重缺铁性贫血等。

(2)铁摄入不足:为缺铁性贫血的主要原因,长期单纯食物喂养,未及时添加辅食,挑食偏食等。

(3)生长发育快:婴儿期和青春期小儿生长发育迅速,如不及时添加含铁丰富的食物,易发生缺铁。

(4)铁丢失多:常见的原因为出血。

(5)吸收减少:饮食搭配不合理会影响铁的吸收,长期消化功能紊乱、慢性腹泻等也会直接影响铁的吸收。

4. 缺铁性贫血的血象及骨髓象有哪些特点?

答:血象:红细胞和血红蛋白均减少,以血红蛋白为主,呈现的是小细胞低色素性贫血,网织红细胞正常或者轻度减少,白细胞及血小板一般无变化。骨髓象:增生活跃,以中、晚幼红细胞增生为主。

5. 缺铁性贫血的护理诊断有哪些?

答:(1)营养失调低于机体需要量　与铁的供给不足、吸收不良、丢失过多或者消耗增加有关。

(2)活动无耐力　与贫血致组织器官缺氧有关。

(3)有感染的危险　与机体免疫功能低下有关。

(4)知识缺乏　与家长及年长患儿缺乏与本病相关的知识。

6. 缺铁性贫血的护理目标是什么?

答:(1)患儿乏力有所减轻,活动耐力逐渐增加。

(2)患儿缺铁因素消除,贫血逐渐纠正。

(3)患儿未发生感染。

(4)家长及年长儿能叙述本病的病因、预防知识,并配合治疗,纠正不良饮食习惯,合理搭配饮食。

7. 小儿贫血的一般生活护理及如何预防感染?

答:(1)生活护理:对患儿的生活进行护理,随时观察患儿的贫血程度以及病情的发展,安排适当的运动,但避免剧烈运动。同时保证患儿睡眠的充足,进行卧床休息,并注意保暖,安排家属或护理人员进行照顾,避免患儿哭闹现象以及焦虑情绪的发生。

(2)感染护理:营养性缺铁性贫血患儿的免疫功能低,易发生感染,所以要对患儿进行感染护理。保持室内环境的整洁和空气的清新,每天用紫外线对室内进行消毒,注意患儿以及探视人员的个人卫生,避免细菌感染,定时检查患儿的大便,防止寄生虫感染。经常检查患儿的各项指标,以便及时发现患儿有无感染发生。

8. 贫血患儿输血的护理?

答:一般疾病不需要输血,重度贫血时才需要输注新鲜浓缩红细胞,以提高血红蛋白,增加携氧能力,输血前需要认真核对,认真检查,输血过程中严格执行无菌操作原则,输注过程中要根据患儿的年龄及耐受力控制输血的速度,根据医嘱给予相应的抗过敏的药物,如果有发生输血反应,应该立即停止输血,并报告值班医生,给予处理,必要时配合医生进行积极抢救。

9. 缺铁性贫血患儿的饮食护理?

答:饮食是儿童摄入铁的唯一来源,故应根据不同年龄给予合理喂养,及时添加含铁丰富的食物,软、烂、易消化,饮食多样化。少数轻度贫血患儿通过饮食调整即可纠正。多数患儿饮食调整的同时都需加用铁剂,因贫血,消化功能差,辅食添加不合理,极易导致呕吐、腹泻,这样更会加重患儿的贫血,故应在铁剂治疗后症状好转时逐渐添加辅食。因母乳中含乳糖和维生素 C 较多,有利于铁的吸收,故 0~6 个月婴儿提倡母乳喂养。6 个月以后可逐渐添加辅食,给予富含维生素 C、蛋白质和铁质的食物,如:菜泥、蛋黄、海鱼、虾米、动物肝脏及血制品、瘦肉、海带、黄豆、芝麻、紫菜、木耳、绿色蔬菜等。同时增加孩子的运动量,保持膳食平衡,荤素搭配会增加铁的吸收率。牛奶会影响铁的吸收,不宜同时服用。在贫血纠正后,口服铁剂治疗还应至少维持 6~8 周,以贮存体内的铁质,巩固疗效, 以免停药过早,导致贫血的再次发生。

【相关知识讨论】

1. 小儿缺铁性贫血的治疗方法?

答:去除病因,合理膳食,以补充铁剂治疗为主:

(1)临床常用富马酸亚铁、硫酸亚铁、葡萄糖酸亚铁及多维铁等口服液,剂量以铁元素 4.5~6.0 mg/(kg·d),分 3 次口服;或速力菲,1 片/次,3 次/天。均在两餐间服用,减少胃肠道刺激症状,同时加服维生素 C,促进铁的吸收。二价铁易吸收、疗效好、经济、方便。

(2)对于贫血较重、口服铁剂不耐受、胃肠道反应严重的患儿,常给予右旋糖酐铁注射液,肌内注射,或含糖氧化铁注射液,静脉注射。注射铁剂的疗效没有口服快,且副作用较大,故应慎用。

(3)根据患儿年龄合理喂养,饮食多样化,含铁丰富,营养均衡,易消化吸收。

(4)输血:对极重度贫血、合并严重感染或急需外科手术者,可酌情采取少量多次输入浓缩红细胞, 2~3 ml/(kg·次)。

2. 小儿贫血补充铁剂的新进展?

答:缺铁性贫血大多可以预防,主要是通过营养知识及健康教育,如改进婴儿的喂养,提倡母乳喂养和及时添加辅食,妊娠及哺乳期妇女适当补充铁剂等。由于缺铁性贫血的治疗时间较长,除了日常膳食补充外,还要长期服用铁剂,目前很多铁补充剂的口感不佳,胃肠道的反应较大,婴幼儿不能耐受,依从性不好,不能按疗程治疗,贫血难以纠正,所以在选择铁剂的同时一定选择口感较好的铁剂。

①葡萄糖亚铁为比较方便的铁剂,口感比较好,服用方便,患儿的依从性好。根据孙世杰等人的研究,葡萄糖亚铁的临床效果优于其他的铁剂。

②间隔补铁法与连续补铁法比较有如下特点:

（1）疗效相仿。

（2）患儿服药依从性提高，有利于铁的吸收。

（3）可明显降低不良反应的发生率。

（4）防止铁中毒，提高安全性。

（5）避免拮抗钙、锌等吸收。

（6）降低治疗费用，减少家庭经济负担。故间隔补铁法在儿童缺铁性贫血的防治中值得推广。

参考文献

[1]兰帝仕，黄美娜，翁翔.间隔补铁治疗小儿缺铁性贫血 23 例临床分析. 中国社区医师，2014，30(21):76-77.

[2]母灿荣.小儿缺铁性贫血 75 例临床分析.中国实用医药，2012，8 (7):59-60.

[3]钟日英，陈叶静，曾 援，等.婴幼儿营养性缺铁性贫血影响因素分析.中国妇幼保健，2012，27(13):2002-2003.

[4]黄丽丽.小儿贫血 70 例临床分析.中国实用医药，2015，6(10)：80-81.

[5]赖冬梅.小儿缺铁性贫血的药物治疗研究近况.广西中医药大学学报，2015，18(1):67-68.

[6]黄 肯，蒙振刚，游金勇，等.婴幼儿营养性缺铁性贫血的相关因素分析.安徽医药，2015，9(1)：132-133.

（付仲霞）

病例2　病毒性心肌炎

【病例汇报】

一、患儿病情简述

胡××,男,3岁7月,患儿于入院前半天主诉胸痛明显,并有胸闷气短的症状,于6月12日12:00就诊儿科门诊,以“病毒性心肌炎(待查)”收住入院。

二、相关化验检查

①血清酶的测定:肌酸激酶同工酶60U/L,心肌肌肝蛋白阳性。

②X线检查:见略扩大的心影。

③心电图检查可见T波低平。

④y病毒学诊断:b因试子,血液善使中分离中病毒,但需结合血清疗法。

三、医疗诊断

病毒性心肌炎。

四、治疗经过

入院后完善相关检查,充分休息,给予抗感染、抗病毒、营养心肌等治疗,必要时给予利尿,减轻心脏的负担,改善心肌的代谢及心脏的功能。经治疗后患儿洋地黄及血管活性药物,胸闷气短现象消失,食欲好,面色红润,心电图正常,请示上级医师后,住院后8d准予出院。

【护理查房】

查房时间:2015年6月13日15:30

一、入院护理评估

(1)一般资料

姓名:胡××　　　　性别:男　　　　年龄:3岁7月

籍贯:甘肃兰州市

(2)现病史:患儿于入院前半天主诉胸痛明显,并有胸闷气短的症状。

(3)既往史:平素体健,否认外伤史、否认手术史、否认肝炎结核等传染病史,否认食物、青霉素等药物过敏史,否认输血及使用血液制品史。

(4)个人史:第 1 胎,第 1 产,足月剖宫产,否认生后窒息缺氧史,出生体重 4kg,否认病理性黄疸史,混合喂养,3 个月添加鱼肝油及钙剂,7 个月添加辅食,父母亲抚养。按计划免疫接种,无不良反应。

(5)家族史:父母体健,家族中无传染病及遗传病史。

(6)护理体格检查:

入院时查体:T:36.7℃,HR:112 次/分,R:24 次/分,W:14kg,BP:97/54mmHg 经皮测血氧饱和度 97%。患儿神志清楚,精神欠佳,全身皮肤黏膜无黄染、皮疹及出血点,皮下脂肪丰满,弹性良好,毛发分布正常,睑结膜无苍白、充血,角膜无浑浊,双侧瞳孔等大等圆,直径约 3mm,对光反射灵敏,外耳道正常。口唇轻度发绀,口腔黏膜正常,咽部未见充血。呼吸节律正常,双侧呼吸动度一致,脊椎及四肢关节无异常,神经系统查体无异常。

二、问答部分

1. 该患儿入院时的护理诊断/问题是什么?

答:(1)活动无耐力　与心肌收缩力下降,组织供养不足有关。

(2)潜在并发症　心律失常、心力衰竭、心源性休克。

(3)焦虑　与对疾病的担忧有关。

(4)知识缺乏　与家属及年长患儿对疾病的知识不了解有关。

2. 该患儿的护理目标是什么?

答:(1)患儿活动耐力增加,气促、虚弱、疲乏改善或消失。

(2)患儿未发生并发症或者发生后能及时发现,并得到适当的处理。

(3)患儿家长能获得本病的相关知识及心理支持,较好地配合检查和治疗。

3. 该患儿的护理措施是什么?

答:(1)休息,减轻心脏的负担。

①急性期至少完全卧床 8 周,待心影恢复正常、心电图改变明显好转后,科室轻微的活动(起床洗脸、吃饭、去厕所)。

②恢复期需限制活动量，至少半天卧床6个月(含糊)。心脏扩大者卧床半年以上，至心脏明显缩小。

③有心衰者，应该严格卧床，心衰控制，心脏情况好转后再开始逐步活动。

(2)严密观察病情，及时处理和发现并发症。

①严密观察和记录患儿的精神状况、面色、心率、心律、呼吸、体温和血压的变化。患儿胸闷、气促、心悸时应该立即休息，必要时给予吸氧，烦躁不安者可给予镇静剂。

②及时发现和处理并发症。

(3)用药护理：患儿在治疗期间情绪烦躁时，给予患儿安慰，保持室内安静，同时给予营养心肌药物，严格遵医嘱控制输液的量与速度，防止心肌压力过高，造成心力衰竭。使用强心剂洋地黄时要密切注意患儿的意识、精神，防止因洋地黄中毒造成心律失常。若出现中毒现象，应立即对症处理。由于患儿静脉注射时间较长，为了保护血管，常使用静脉留置针，减少患儿的痛苦。输液时，应该根据患儿的年龄及体重控制好输液速度。

4. 病毒性心肌炎患儿的心理护理？

答：护理人员应与家长和患儿建立良好的关系，向家长讲解患儿病症的发病原因、病情发展及治疗方法，让家长正确认识病情，尽量减少焦虑、恐惧、害怕耽误学业等诸方面的问题，和医护人员一起鼓励和帮助孩子树立信心。医护人员对待患儿应和蔼，并进行沟通，告诉患儿通过治疗，疾病可以治愈，减轻患儿的心理压力而产生的自卑、孤僻等消极心理情绪，树立治疗疾病信心。

5. 病毒性心肌炎主要有那几种病毒引起？

答：多数感染性病毒都可以引起心肌炎，主要以呼吸道和肠道病毒为主，以柯萨奇病毒最常见，其次是埃可病毒，其他脊髓灰质炎病毒、流感和副流感、腺病毒、单纯疱疹病毒、传染性肝炎病毒、麻疹病毒等。

6. 小儿病毒性心肌炎的临床观察要点有哪些？

答：(1)注意心率、心律改变:患儿有无心率减慢或增快，有无心律失常，表现为过缓或过速，心律不齐或早搏，因此测脉搏时要注意频率及节律的变化，且以1min为准。

（2）观察呼吸变化：注意观察患儿呼吸频率、节律及深浅度，如患儿出现烦躁不安、呼吸困难、口唇紫绀即是心力衰竭征象，应及时报告医生，并准备好急救药品和器材，及时采取治疗措施。

（3）密切注意精神状态，必要时给予吸氧等。

（4）腹疼的观察：此疾病常伴有腹部疼痛。因此患儿诉说腹痛，护理人员要密切观察腹痛的性质、部位、范围、程度和持续时间。

（5）早发现早治疗 。

7. 病毒性心肌炎的临床表现与分期？

答：（1）前驱表现：多数患儿病前有轻重不等的呼吸系统和胃肠道前驱症状，临床表现轻重程度与年龄和感染的急慢性有关。主要为发热、全身不适、咽痛、咳嗽、呼吸道感染、肌肉酸痛、腹泻等。某些感染性疾患，如麻疹、腮腺炎等，可呈现出特异性的临床表现。

（2）心脏受累表现：轻型患儿一般无自觉症状，心电图可见期前收缩或T波降低等改变。心肌受累明显时，患儿常诉心前区不适、胸闷、心悸、头晕及乏力等。心脏有轻度扩大，伴心动过速、心音低钝及奔马律。心电图多表现为频发期前收缩、阵发性心动过速或二度以上房室传导阻滞，可导致心力衰竭和晕厥等。

（3）重症患儿可突然发生心源性休克，表现为烦躁不安、面色灰白、四肢湿冷和末梢发绀等，可在数小时或数日内死亡。如反复发作心力衰竭，则心脏明显扩大，可并发严重心律失常或栓塞等，预后很差，在数天内死亡。

根据临床表现与病程分为如下4期：

（1）急性期：症状明显而多变，病程多在6个月以内。

（2）恢复期：临床症状与心电图改变等逐渐好转，但尚未治愈，病程一般在6个月以上。

（3）迁延期：临床症状反复出现，心电图与X线改变迁延不愈，实验室检查有病情活动表现，病程在1年以上。

（4）慢性期：进行性心脏增大或反复心力衰竭，病程在1年以上。

8. 病毒性心肌炎分为几型？

答：病毒性心肌炎根据其起病状况、临床经过和转归，可分为以下几种类型：

（1）暴发型：起病急骤，病势凶猛，预后不良。早期出现严重心律失常，如高度或完全性房室传导阻滞，或室性早搏成对或连发，反复出现短阵室性心动过速，甚至室颤。无论缓慢性或快速性心律失常均可引起晕厥。某些病人早期即出现循环衰竭表现，如血压下降、虚脱、休克；或出现严重的心力衰竭；或有广泛的心肌坏死，心电图上呈急性心肌梗死样改变。死亡率甚高，多在1~2周内死亡。

（2）心律失常型：以心律失常为主要表现，可出现各种心律失常，尤以早搏多见。其他临床症状包括心肌受累症状可轻微或缺如。治疗后一部分病人仍可遗留心律失常达数个月甚至数年。

（3）心脏扩大和心力衰竭型：半数病人可有不同程度的心脏扩大，少数可伴有心力衰竭的临床表现；以左心衰竭为主，但发生明显肺水肿的病人很少见。

（4）猝死型：中青年突发的心脏骤停死亡，应考虑到病毒性心肌炎的可能性。心脏骤停的主要原因多为室颤。

（5）无症状型：尽管无症状，但做心肌酶学检查，尤其是肌钙蛋白检测，仍可发现存在心肌损伤；分子生物学技术检测也能找到病毒侵袭心肌的证据。这类病人有一部分因治疗不及时，病情迁延，形成迁延性或慢性心肌炎，甚至转变为扩张型心肌病。

9. 该患儿的出院指导有哪些？

答：（1）休息与定期随访：患儿出院后，5个月至1年内，如自觉症状消失，各项检查恢复正常方可上学，但不要参加体育课及剧烈的活动，再过半年，待各项检查均恢复正常后就可恢复正常生活，但仍应避免剧烈的运动。

（2）预防感冒：小儿病毒性心肌炎的病因除引起感冒的流感、副流感病毒外，还可以是风疹病毒、腮腺炎病毒、肝炎病毒等，但“感冒是祸首”。当孩子感冒时，家长千万不要掉以轻心，要加强护理，及时治疗，尽快康复。凡是感冒后有心悸、气短或乏力、胸闷等自觉症状，应及时到医院就诊，接受必要的心脏检查。小儿尽可能避免到人群多的地方去，减少交叉感染的机会。

10. 病毒性心肌炎引起心电图改变的原因有哪些？

答：（1）病毒攻击心脏传导，影响其自律性和传导性，以及应激性，引起心律失常。

(2)心肌缺血、损伤及坏死,导致 T 波倒置,S–T 段偏移和异常 Q 波,心功能衰竭时甚至出现弓背样抬高及心室肥大。

(3)心室受除极、复极干扰,导致 Q–T 间期延长和导联低电压。

(4)病毒攻击心内外膜、心肌和传导系统或者传导组织,周围组织发生炎症、水肿压迫传导系统等等可导致传导阻滞。

11. 此患儿的心理护理及出院指导

答:心理护理 患儿及家长因缺乏疾病知识而易出现紧张、恐惧等不良心理,害怕留下后遗症,担心预后不良。因此,护士应主动让家长了解小儿病毒性心肌炎的基本知识,知晓此疾病预后常识,热情与患儿家长沟通,让治愈的患儿及家长现身说法, 使患儿及家长能坚持较长时间的治疗与护理。患儿出院后仍要注意休息 5~6 个月, 不可做加重心脏负担的活动,避免过度活动的同时要坚持按时服药,6 个月至 1 年内要定期随访。

【相关知识讨论】

1. 果糖二磷酸钠联合黄芪注射液治疗小儿病毒性心肌炎的临床疗效?

答:目前针对病毒性心肌炎临床无特效治疗方法,大多采用注意休息、加强营养、抗病毒、调节免疫、抗氧自由基等对症及支持疗法,可明显减轻心肌负担,近年来治疗病毒性心肌炎采用联合用药具有较好的效果。果糖二磷酸钠是葡萄糖代谢过程中的中间产物,有益于休克、缺血、缺氧、组织损伤、体外循环、输血等状态下的细胞能量代谢和对葡萄糖的利用,起到促进修复、改善细胞功能的作用。黄芪具有钙拮抗、抗病毒、抗氧化、调节免疫作用, 可减少病毒感染引起的心肌细胞钙内流量以保护心肌细胞的作用,两药合用抗病毒、清除自由基具有协同作用,可显著营养和保护心肌,减轻心肌细胞损伤,改善心肌细胞功能,促进病毒性心肌炎痊愈,从而抑制心律失常的发生。

2. 大剂量维生素 C 联合磷酸肌酸钠治疗小儿病毒性心肌炎?

答:磷酸肌酸钠作为一种高效供能物质, 能起到改善心肌细胞代谢和保护心肌功能的作用。其主要机制是避免因心肌细胞感染消耗过多的 ATP 而使心脏进一步受损,维持心肌细胞内的高能磷酸水平;维持完整的细胞膜;也有助于恢复心肌收缩力和使心率达到正常水平。维生素 C 是一种抗氧化剂,能有效消除体内的自由基,能抑制炎症细胞。释放超氧化物自由基,从而减轻对心肌的危害。其次,大剂量维生素 C 也能参与体内糖代谢,增强患儿心肌营养性血流及心肌代谢从而促进患者的心肌功能的恢复。采用大剂量维生素 C 联合磷酸肌酸钠治疗小儿病毒性心肌炎能显著提高患儿疗效。

参考文献

[1]丁涛.果糖二磷酸钠联合黄芪注射液治疗小儿病毒性心肌炎的疗效分析.实用心脑肺血管病杂志,2012,3(20):468-469.

[2]李武勇.磷酸肌酸钠联合大剂量维生素 C 治疗小儿病毒性心肌炎.广东医学,2011,8(32):2048-2049.

[3]王巧莲.小儿病毒性心肌炎诱因观察及护理.现代护理,2014,28:177-178.

[4]王春荣,刘宝华,刘迎春,等.小儿病毒性心肌炎的整体护理干预研究.慢性病学杂志,2013,6(14):459-460.

[5]孙丽丽.小儿病毒性心肌炎的护理.医疗护理,2014,10:140-141.

[6]濮永杰,钟华,吴斌,等.黄芪注射液治疗小儿病毒性心肌炎疗效的 Meta 分析.药物研究,2015,19(15):1006.

[7]付丽丽,高瑞华,单金凤.小儿病毒性心肌炎心电图改变特点分析及护理体会.临床研究,2013,10(1):182-183.

[8]杨松.心电图在小儿病毒性心肌炎的临床应用.中国医药指南.2011,12(9):323-324.

[9]焦卫红.儿科护理教学查房 人民军医出版社

[10]孙丽丽. 小儿病毒性心肌炎的护理[J]. 中国药物经济学,2014,10:140-141.

（付仲霞）

病例 3　动脉导管未闭

【病例汇报】

一、患儿病情简述

姜 XX，男，3 岁，患儿于入院前 10d 无明显诱因出现流涕、咳嗽症状，无发热、喘息、咳憋、鼻扇、发绀等症，于当地医院就诊，行心脏彩超示治疗经过：动脉导管未闭。为进一步治疗，门诊以“动脉导管未闭”收住入院。

二、相关化验检查

心脏彩超提示动脉导管未闭（管型）；胸部 X 线片；两肺纹理增重；心电图检查正常；留取相关血标本均在正常范围。

三、医疗诊断

动脉导管未闭。

四、治疗经过

患儿入院后，积极完善相关检查，于 2015 年 10 月 10 日在全麻下行心导管检查术+动脉导管封堵术，穿刺右侧腹股沟静脉，分别递送 5F、6F 穿刺鞘，行右侧及左侧心导管检查术，选择合适的封堵器，安全释放，压迫穿刺部位，安全返回病房，遵医嘱心电监护，半小时穿刺部位换药，无渗血及水肿，对症支持治疗。于 2015 年 10 月 10 日患儿准予出院。做好出院宣教，1 个月后复查心脏彩超。

【护理查房】

查房时间：2015 年 10 月 8 日 16:00

一、入院护理评估

（1）一般资料

姓名: 姜×× 性别:男 年龄:3 岁

籍贯:甘肃兰州市

(2)现病史:患儿于入院前 10d 无明显诱因出现流涕、咳嗽症状。

(3)既往史:平素体健,否认外伤史、否认手术史、否认肝炎结核等传染病史,否认食物、青霉素等药物过敏史,否认输血及使用血液制品史。

(4)个人史:第 1 胎,第 1 产,足月顺产,否认生后窒息缺氧史,出生体重4.2kg ,否认病理性黄疸史,混合喂养,未添加鱼肝油及钙剂,8 个月添加辅食,生长于原籍,无毒物接触史及疫区、疫源感染史,父母亲抚养。按计划免疫接种,无不良反应。

(5)家族史:父母体健,家族中无传染病及遗传病史,无类似病史。

(6)护理体格检查:

入院时查体:T:36.0℃;心 P:105 次/分;R:23 次/分;BP:105/55mmHg;W:16kg。经皮测血氧饱和度 98%。患儿发育正常,营养良好,神智清楚,精神好,全身皮肤黏膜无黄染、皮疹及出血点,皮下脂肪丰满,弹性良好,毛发分布正常,眼睑无水肿,睑结膜无苍白、充血,角膜无浑浊,双侧瞳孔等大等圆,直径约 3mm,对光反射灵敏,耳、鼻无畸形,外耳道未见异常分泌物,鼓膜无充血,乳突无压痛,鼻翼无煽动。口唇红润无紫绀,口腔黏膜正常,无疱疹,咽部未见充血,双侧扁桃体无肿大。呼吸节律正常,双侧呼吸动度一致,脊椎及四肢关节无异常,神经系统查体无异常。外生殖器无异常。

二、问答部分

1. 何为动脉导管未闭? 动脉导管未闭的分型有哪些?

答: 为小儿先天性心脏病常见的类型之一,占先天性心脏病的 10%,胎儿期动脉导管被动开放是血液循环的重要通道,80%在生后 3 个月解剖型关闭。到出生后 1 年,在解剖学上应完全关闭。若持续开放,并产生病理、生理改变,即称动脉导管未闭。根据动脉导管的大小,长短和形态不一,一般分为三型:

(1)管型:导管连接主动脉和肺动脉两端,粗细一致。

(2)漏斗型:近主动脉端粗大,向肺动脉段逐渐变窄,临床多见。

(3)窗型:导管很短,但直径往往较大。

2. 动脉导管未必的临床表现?

答:(1)症状随病变严重程度而不同。轻型者无症状,重者有乏力、劳累后心悸、气喘、胸闷、咳嗽、咯血等。少数有发育不良。部分可发生感染性动脉内膜炎,未经治疗的病人晚期可出现心力衰竭、肺动脉显著高压而有紫绀、肺动脉或未闭的动脉导管破裂出血等。

(2)最突出的体征是在胸骨左缘第二肋间有响亮的连续性机器样杂音,占据几乎整个收缩期与舒张期,在收缩末期最响并伴有震颤,向左上胸及背部传播。个别病人杂音最响位置可能在第一肋间或第三肋间。在婴儿期,伴有肺动脉高压或并发充血性心力衰竭者,由于主动脉与肺动脉之间压力阶差发生变化,以致可能并无此连续性杂音,而只有收缩期杂音或无显著杂音。

(3)分流量较大的病人可有心脏浊音界增大,心尖搏动增强,心尖区有舒张期杂音(相对性二尖瓣狭窄),肺动脉瓣区第二心音增强或分裂(但多被杂音所掩没而不易听到),类似主动脉瓣关闭不全的周围循环体征,包括脉压增宽、水冲脉、毛细血管搏动和周围动脉枪击声等。

3. 动脉导管未闭的护理诊断有哪些?

答:(1)皮肤完整性受损　与手术后限制卧床及术侧制动有关。

(2)心输出量减少　与心肌收缩无力有关。

(3)出血　与手术中的穿刺部位有关。

(4)疼痛　与手术有关。

(5)感染　与术后伤口有关。

(6)窒息　与术中麻醉有关。

(7)潜在的并发症　主要是堵闭器的脱落。

(8)知识的缺乏　与家长缺乏本病相关知识有关。

4. 动脉导管未闭护理目标是什么?

答:(1)患儿住院期间皮肤保持完整性。

(2)住院期间无感染发生。

(3)住院期间患儿穿刺部位的愈合。

(4)住院期间无并发症发生。

(5)家长及年长儿能叙述本病相关知识,并配合治疗。

5. 动脉导管未闭的护理措施?

答:(1)术前护理

①术前评估:评估内容包括:心电图、超声心动图、足背动脉搏动及下肢循环情况,为术后护理观察对比提供依据。

②术前指导:对患儿及家长进行指导,根据患儿及家长的文化程度采用通俗易懂的语言。向其介绍封堵术的治疗方法、疗效及术中可能出现的反应,让已经接受封堵治疗的患儿家长与术前患儿家长交流,消除家长的焦虑,减轻对手术的恐惧和担心。指导家长为患儿准备好开衫棉睡衣及根据年龄准备相应的尿不湿及尿垫。

③术前准备:详细询问有无药物过敏史,做抗生素过敏试验;术前排大小便;需作基础麻醉的患儿术前禁食 6h;备好术中用药及各种手术器材、监护仪、除颤器等;检查手术协议书签署情况。

④遵医嘱完善相关检查,禁忌腹股沟穿刺。

(2)术中护理

①常规护理:术中协助医生保持手术室内温度及湿度适宜,固定患儿体位。连接心电监护仪,严密监测患儿的心律、心率及经皮血氧饱和度的变化。全麻患儿做好床旁护理,以防坠床。②常规药物应用:术前给予患儿肝素 1.0mg/kg,并于 1 h 后追加 0.1mg/kg。③观察病情变化:手术时责任护士应熟悉手术流程,配合医生,及时准确地提供手术器械,严密观察患儿的心率、血压等生命体征,如有异常及时报告医生,并配合处理。

(3)术后护理

①全麻术后,患儿回病房后去枕平卧、肩部垫高、头偏向一侧,及时清理呼吸道分泌物,保持呼吸道通畅,遵医嘱吸氧至患儿清醒。

② 生命体征的观察:遵医嘱行心电监护,严密观察心律、心率、血压、经皮血氧饱和度、体温及呼吸情况,发现异常及时处理,观察患者有无胸痛或憋气等不适。

③ 并发症的观察和护理:出血是动脉导管未闭介入封堵术最常见的并发症,术后拔除鞘管,局部加压包扎,卧床 24h,压迫 4~6h,制动 12h,观察双下肢皮肤温度、颜色、足背动脉搏动及鞘管留置部位有无出血、血肿等情况;另外注意心律失常、封堵器移位脱落、残存分流所致溶血及血红蛋白尿

等各种可能并发症的发生，注意观察尿量及尿液颜色。④饮食：术后鼓励并监督患者大量饮水，以增加尿量，促进造影剂排出。饮食上指导患者低盐、低脂、清淡易消化食物，避免油炸及易产生胀气的食物。保持大便通畅，避免引起动脉压、腹压增高的各种因素，如用力排便、大笑等，做好生活护理，限制探视，避免交叉感染。

6. 动脉导管未闭的并发症？

答：术前：支气管肺炎、亚急性细菌性心内膜炎、心力衰竭。术后：

（1）溶血：常发生在术后24h内。

（2）封堵器脱落。

（3）降主动脉狭窄。

（4）左肺动脉狭窄。

（5）术后一过性高血压。

（6）血管损伤。

（7）其他：偶可引起术后感染性心内膜炎。

7. 术后患儿发生溶血原因？

答：溶血发生率低于0.8%，和释放封堵器后较大的残余分流有关，且多发生在中等以上的PDA患者，该类患儿由于残余分流的流速快及血流呈湍流造成红细胞破坏，通常发生在术后24h以内，小便颜色呈洗肉水样或酱油色，伴发热、黄疸、血色素下降等，应立即给予输液，激素应用，碳酸氢钠静滴碱化尿液，保护肾功能。需及时超声复查堵塞装置是否位于PDA的适当位置，如位置不当需早期外科手术。另外，需观察残余分流量及是否变小，通常经内科治疗后能痊愈；分流量较大，治疗无效，可植入弹簧圈以助封堵分流口。

【相关知识讨论】

1. 动脉导管封堵术的适应证？

答：（1）弹簧圈封堵法适用于：

①左向右分流不合并需外科手术的心脏畸形PDA，PDA最小直径<2.0cm，年龄通常≥6个月，体重≥4kg，需要提示的是弹簧圈递送导管细，操作方便，并发症少，若适应证选择适当，在一些小儿心脏中心，患儿年龄可<

6 个月。

②外科手术后残余分流 PDA 直径<2.0cm。

③PDA 最狭窄直径。

(2)Amplatzer 法适用于:

①左向右分流不合并需外科手术的心脏畸形 PDA,PDA 最狭窄直径,年龄通常≥6 个月,体重≥4kg。

②外科手术后残余分流 PDA 直径≥2.0

2. 动脉导管封堵术的禁忌症?

答:(1)依赖 PDA 存活的心脏畸形。

(2)合并需外科手术的其他心脏畸形。

(3)PDA 伴重症肺动脉高压已导致双向或右向左分流。

(4)封堵术前 1 个月内患严重感染、败血症。

(5)心导管术的禁忌证。

3. 动脉导管未闭介入治疗的优点?

答:(1)不需要开胸,手术创伤小。

(2)手术时间短,对人体组织器官无形态破坏、并保持正常功能等优点。

(3)患者承受的痛苦轻,没有伤口,不留疤痕,使胸部无疤痕而不影响美观,避免了以后升学,就业甚至婚恋方面的不必要麻烦,利于患儿自信心的培养。

(4)手术安全性高,并发症少。

(5)住院时间短、术后恢复快。手术时间需要 1~2h。次日患儿即可下地活动,恢复正常生活。观察 3d 左右即可出院,恢复正常的学习。

(6)术后恢复快,费用相对较低,疗效立竿见影。

(7)远期治疗效果好,封堵器植入心脏 1 个月后,人体自身的内皮细胞就覆盖在其表面,3 个月后内皮细胞就完全将封堵器包埋固定。经过 10 余年随访观察,经过介入治疗的先天性心脏病病人,完全恢复健康,其生长发育不受影响,并能像健康人一样胜任工作、学习和生活;结婚和生育均不受影响。

参考文献

[1]吕美霖,李宜,杨素平等. 动脉导管未闭介入封堵术的护理[J]. 护士进修杂志,2011,10:953-954.

[2]罗平. 儿童动脉导管未闭介入治疗的护理[J]. 护理实践与研究,2014,01:59-60.

[3]张园园. 小儿动脉导管未闭封堵术围手术期的护理体会[J]. 中西医结合心血管病电子杂志,2015,23:176-177.

[4]葛爱君. 动脉导管未闭介入治疗的护理体会[J]. 中国伤残医学,2014,06:225-226.

[5]樊洪,郑美艳. 动脉导管未闭介入封堵术的护理[J]. 内蒙古中医药,2013,14:147-148.

[6]周爱卿,李奋,朱铭.先天性心脏病心导管术.上海科学技术出版社

（付仲霞）

第五章　神经系统疾病

病例 1　热性惊厥

【病例汇报】

一、患儿病情简述

张××，男，9 月，与入院前 1d 无明显诱因出现发热，热峰达 38.6℃，家长自行给予“布洛芬”口服后体温可降至正常，今日在门诊化验室采血时突然发生抽搐，表现为四肢抽动，双眼上翻，呼之不应，口吐白沫，无大小便失禁，立即转入 PICU 救治。

二、相关化验检查

血常规：白细胞 $16.11 \times 10^9/L$；血红蛋白 147g/L；血小板计数 $288 \times 10^9/L$；淋巴细胞百分比 72.7%；中性粒细胞百分比 25.2%；嗜酸细胞百分比 2.1%。C 反应蛋白 15mg/L。咽拭子培养：肺炎球菌；呼吸道合胞病毒 IgM 抗体(+)；胸片提示两肺纹理增粗；脑脊液检查提示正常；脑电图正常(出院 1 周后)；尿、粪常规等其余检查均正常。

三、医疗诊断

热性惊厥 ；上呼吸道感染。

四、治疗经过

患儿入院后给予止惊、退热及抗感染治疗，病情渐趋好转，现无发热及抽搐，复查血常规正常，食纳可，二便正常，治愈出院。

【护理查房】

时间:2015 年 5 月 5 日 11:00

一、入院护理评估

(1)一般资料

姓名:张×× 性别:男 年龄:9 月

籍贯:甘肃兰州市

(2)现病史:入院前 1d 无明显诱因出现发热,热峰达 38.6℃,家长自行给予"布洛芬"口服后体温可降至正常,今日在门诊就诊时突然发生抽搐,表现为四肢抽动,双眼上翻,呼之不应,口吐白沫,立即给予止惊、退热等处理。

(3)既往史:既往体健,否认外伤手术史,否认肝炎结核等传染病史,否认输血及使用血液制品史,否认惊厥史。

(4)个人史:第 1 胎,第 1 产,足月顺产,否认生后窒息缺氧史,出生体重 4.5kg,否认病理性黄疸史,混合喂养,3 个月添加鱼肝油及钙剂,7 个月添加辅食,父母亲抚养。按计划免疫接种,无不良反应。

(5)家族史:父母体健,家族中无遗传病史。

(6)护理体格检查:给予止惊处理入院后查体:T:40℃,P: 160 次/分,R: 35次/分,BP:99/60mmHg,W:9.5kg。患儿神智清楚,精神烦躁,鼻翼扇动,口唇无发绀,高热面容,全身皮肤黏膜无黄染、皮疹及出血点,皮下脂肪丰满,弹性良好,毛发分布正常,睑结膜无苍白、充血,角膜无浑浊,双侧瞳孔等大等圆,直径约 3mm,对光反射灵敏,耳鼻无畸形,外耳道正常。口腔黏膜正常,咽部充血,双侧扁桃体无肿大,胸廓无畸形,三凹征(-),心前区无隆起,心尖波动无弥散,心界无扩大,心音有力,节律整齐,各瓣膜听诊区未闻及病理性杂音。胸部听诊双肺呼吸音粗,可闻及痰鸣音,呼吸节律正常,双侧呼吸动度一致,腹部各项检查、脊椎及四肢关节无异常,神经系统查体无异常。

二、问答部分

1. 什么是热性惊厥? 其发病特点是什么?

答: 凡由小儿中枢神经系统以外的感染所致的 38℃以上发热时出现的惊厥叫小儿热性惊厥,也叫高热惊厥。多发生在上呼吸道感染或其他传染病初期，当体温骤然升高时出现惊厥，当然排除了颅内感染和其他导致惊厥的器质性或代谢性异常后，方可诊断为高热惊厥。热性惊厥属于儿科急症，患病率约 4%~10%，多见于 6 个月至 3 岁的儿童，男孩稍多于女孩，绝大多数 5 岁后不再发病。

2. 该患儿的护理诊断是什么？

答：（1）急性意识障碍　与惊厥发作有关。

（2）有窒息的危险　与惊厥发作、咳嗽或呕吐反射减弱、呼吸道堵塞有关。

（3）有受伤的危险　与抽搐、意识障碍有关。

（4）体温过高　与感染或惊厥持续状态有关。

3. 该患儿的护理目标是什么？

答：（1）患儿意识恢复。

（2）无受伤及窒息发生。

（3）患儿体温恢复正常。

4. 该患儿的护理措施是什么？

答：（1）预防窒息　惊厥发作时应就地抢救，立即让患儿平卧，头偏向一侧，松解衣领，清除患儿口鼻分泌物、呕吐物等，将舌轻轻向外牵拉，防止舌后坠阻塞呼吸道造成呼吸不畅，备好急救用品。遵医嘱给药，并观察药物反应。

（2）预防外伤惊厥发作时应有专人守护，将床栏杆拉起并放置棉垫，勿用力按压或牵拉患儿肢体，以免骨折或脱臼，移开可能伤害患儿的物品。在患儿上下臼齿之间垫牙垫，防止舌咬伤。牙关紧闭时，不要用力撬开，以避免损伤牙齿。床边放置床档，防止坠床，在窗栏杆处放置棉垫，防止患儿抽出时碰到栏杆，同时将床上硬物移开。若患儿发作倒在地上时应就地抢救，移开可能伤害患儿的物品。勿强力按压或牵拉患儿肢体，以免骨折或脱臼。要专人守护以防再次发作时受伤。

（3）密切观察患儿病情变化　保持安静，避免刺激，严密观察体温、脉搏、呼吸、血压、意识及瞳孔。高热时应立即采取物理或药物降温措施的变化。惊厥较重或时间较长者给予吸氧。

（4）健康教育　向家长解释惊厥的病因和诱因，指导家长预防惊厥的措施。因热性惊厥患儿在今后发热时还可能发生，故应告诉家长及时控制体温是预防惊厥的关键，交给家长在患儿发热时进行物理降温和药物降温的方法。演示惊厥发作时保持镇静让患儿侧躺，注意不要发生意外伤害，发作缓解时迅速将患儿送往医院。

5. 该患儿止惊用什么药？用药过程中护士应注意什么？

答：该患儿止惊首选地西泮静脉注射，其作用发挥快，大多在 1~2min 内止惊，较安全。剂量按每次 0.2~0.3mg/kg 缓慢静脉注射，推注过程中观察患儿呼吸及面色，如推注速度过快会引起反射性呼吸抑制。一般婴儿不超过 3mg，幼儿不超过 5mg，年长儿不超过 10mg。每次 0.2~0.3mg/kg，最大不超过 0.5mg/kg，注射速度是 1mg/min。

【相关知识讨论】

1. 引起儿童惊厥的原因有哪些？有何特点？

答：(1)感染性病因　颅内感染（如细菌、病毒、原虫、真菌等引起的脑膜炎、脑炎及脑脓肿）、颅外感染（如高热惊厥，其他部位感染）均可引起惊厥。

(2)非感染性病因　颅内疾病（产伤、原发癫痫、脑占位性病变等）、颅外疾病（窒息、缺氧缺血性脑病、各类代谢性疾病）也可引起惊厥。

2. 惊厥等临床表现有哪些？

答：(1)惊厥典型表现　常见于癫痫大发作。发作时表现为突然意识丧失，头向后仰，面部及四肢肌肉呈强直性或阵挛性收缩，眼球固定、上翻或斜视，口吐白沫，牙关紧闭，面色青紫，部分患儿有大小便失禁。惊厥持续时间为数秒至数分或更长，发作停止后多入睡。

(2)新生儿或小婴儿惊厥发作不典型，多为局部性发作。

(3)惊厥持续状态　惊厥持续 30min 以上，或两次发作间歇期意识不能完全恢复者称为惊厥持续状态，为惊厥危重型。

3. 热性惊厥(FS)如何分型？分别有什么特点？

答：FS 一般分为 2 型：单纯型 FS（simplefebrileseizures，SFS）和复杂型 FS（complexfebrile seizures，CFS）。多数学者对 FS 分型是以发作类型、持续时间和 24 h 内发作次数为主要依据。SFS 的特点是：FS 为全面性发作；持续时间短暂，最长不超过 15 min，24 h 内无反复发作。CFS 的特点是发作持续时间长；限局性发作；一次病程中有反复发作。FS 持续状态（febrile status）是指一次 FS 持续时间>30 min 或反复 FS 持续时间>30 min，发作间期意识不恢复。和光祖认为在 FS 分型时，除依据上述特点外，同时参考起病年龄、FS 时的体温、发病前是否有神经系统异常、热退 1 周后有无脑电图（EEG）异常。将发病年龄在 6 个月以内或 6 岁以上，热时出现惊厥，有脑损伤病史或有神经系统异常体征，热退 1 周后 EEG 有异常改变者归为复杂型。

4. 常用的止惊药物有哪些？药物治疗惊厥新进展？

答：地西泮（0.5 mg/kg）为惊厥的首选药，对多数患儿有效；地西泮无效者，可选用咪达唑仑（midazolam），对于 FS 持续状态患儿，剂量 0.3 mg/kg，肌肉注射，再用 1.0 μg/（kg·min）静脉滴注维持，根据惊厥控制情况，15 min 增加 1.0 μg/（kg·min），最大剂量 8. 0μg/（kg·min）。苯巴比妥钠是新生儿惊厥的首选药物（但新生儿破伤风应首选地西泮），其负荷量为 10mg/kg 静脉注射，每日维持量 5mg/kg；10%的水合氯醛可与上述两种药物交替使用。苯妥英钠在癫痫持续状态地西泮无效时使用。直肠应用地西泮栓剂终止 FS 发作使用方便，目前在欧洲、加拿大和日本广泛应用，现在在美国也被广泛接受，我国目前尚无地西泮栓剂。国外常用劳拉西泮（lorazepam）作为惊厥持续状态首选药，0.05 ~ 0.10 mg/kg，一次最大量为 4.0 mg，缓慢静推，其控制惊厥持续状态能力较地西泮大 5 倍，作用可维持 12~48 h。

5. FS 是否会影响智力发育和引起行为异常？

答：尽管对 FS 是否会影响智力发育和引起行为异常文献报道不一致，大多数 FS 患儿长远预后良好。Nelson 等对 1706 例 FS 患儿随访，除少数转为癫痫外，未见有神经系统后遗症，智力发育和学习能力未受影响。Verity 等对 398 例 FS 患儿随访到 10 岁时进行评估，发现与健康对照组在学习能力、智力和行为方面无差异。全国 1987 年流行病学调查检出的 3722 例 FS 患儿中，可能由于多次复发或持续长时间高热惊厥导致脑损伤和智力低下者为 22 例，占 0.56% 但也有学者观察了 44 例 FS 持续状态患儿，未发现神经系统后遗症。总体来说 ，FS 预后良好，因严重惊厥导致脑损伤或后遗症者少见 。

参考文献

[1]崔焱.儿科护理学.第 5 版.人民卫生出版社，2013

[2]胡亚美,江载芳.诸福棠实用儿科学.第7版.人民卫生出版社,2012

[3]王卫平.儿科学.第8版.人民卫生出版社,2013

[4]RogerJ, Bureau M, DravetC, etal. Epileptic syndromes in unfancy,childhood and adolescence M]. 4thed. France: John Libbey Eurotext,2005: 159-169

[5]Swaiman KF, AshwalS, Feffiero DM. Pediatricneurology: Principlesand practice [M]. 4thed. Mosby, 2006: 1079 -1089

[6]左启华.小儿神经系统疾病 [M].人民卫生出版社,2002: 424 - 434.

[7]VerityCM,GreenwordR,GoldingJ.Lond -termintellectualandbe -havioraloutcome ofchildren with febrile convulsions[J]. N Eng J Med,1998,338(24)1723-1728

[8]MaytalJ,ShinnarS. Febrilestatusepilepticus[J]. Pediatrics, 1990, 86 (4): 611-616

[9]张月华,马秀伟. 热性惊厥的治疗和预后[J]. 实用儿科临床杂志,2007,24:1841-1844.

（李桂荣 周小娅）

病例 2　化脓性脑膜炎

【病例汇报】

一、患儿病情简述

候××，男，1 岁 3 个月，于 2015 年 7 月 25 日急诊就诊，主诉 2d 前患儿无明显诱因出现发热，具体热峰不详，伴抽搐，具体表现为面色发绀、口唇青紫、四肢抖动，约 20s 后可自行缓解，急诊以“抽搐待查”收住入院。

二、相关化验检查

血常规白细胞 8.32×10^9/L；红细胞 2.6×10^{12}/L；血红蛋白 82g/L；平均红细胞血红蛋白浓度 33 g/L；血小板计数 351×10^9/L；淋巴细胞百分比 27.5%；单核细胞百分比 3.1%；中性粒细胞百分比 69.2%。血生化检查：谷丙转氨酶 13U/L，谷草转氨酶 21U/L，谷草/谷丙 1.6，总蛋白 54g/L，白蛋白 37.5g/L，球蛋白 16.5 g/L，白球比 2.3，碱性磷酸酶 258 U/L，乳酸脱氢酶 278 U/L；C 反应蛋白 45.6mg/L。脑脊液检查：无色透明，无凝块或薄膜，蛋白定性（-），白细胞数 121×10^6/L，，红细胞数 0×10^6/L，白细胞分类（单个核）97.5%，白细胞分类（多个核）2.5%。脑脊液总蛋白测定 0.79 g/L，脑脊液葡萄糖 3.09mmol/L，脑脊液氯化物 123.9mmol/L，脑脊液培养阴性；脑电图正常；头颅核磁共振检查提示正常；尿、粪常规等其余检查均正常。

三、医疗诊断

化脓性脑膜炎。

四、治疗经过

患儿入院后积极完善相关检查，给予抗感染、营养支持等对症治疗病情渐好转，无抽搐及发热，复查血生化、血常规正常，查体无阳性体征，入院后第 13d 后出院。

【护理查房】

一、入院护理评估

查房时间:2015 年 5 月 20 日 16:00

(1)一般资料

姓名:候××　　　　性别:男　　　　年龄:1 岁 3 个月

籍贯:甘肃礼县

(2)现病史:患儿于入院前 2d 无明显诱因出现发热,具体热峰不详,伴抽搐,具体表现为面色发绀、四肢抖动,约 20s 后自行缓解,无呕吐及腹泻、无抽搐及昏迷等症。

(3)既往史:平素健康,否认外伤史,否认手术史,否认肝炎结核等传染病史,否认食物、青霉素等药物过敏史,否认输血及使用血液制品史。

(4)个人史:第 1 胎,第 1 产,足月剖宫产,否认生后窒息缺氧史,出生体重 3.5kg,否认病理性黄疸史,母乳喂养,未添加辅食,未添加鱼肝油及钙剂,父母亲抚养。按计划免疫接种,无不良反应。

(5)家族史:父母体健,家族中无遗传病史。

(6)护理体格检查:

入院时查体:T:36.5℃,P:144 次/分,R:68 次/分,BP:89/45mmHg,W:4kg。经皮测血氧饱和度 90%。患儿神智清楚,精神好,无贫血貌,抱入病房,自主体位。全身浅表淋巴结未触及肿大,面色及全身皮肤黏膜无黄染、皮疹及出血点,颈软、无抵抗,前囟平软、张力适中。双侧瞳孔等大等圆,直径约 3mm,对光反射灵敏,耳鼻无畸形,外耳道正常,未见异常分泌物。口腔黏膜正常,咽部充血,双侧扁桃体无肿大,胸廓无畸形,三凹征(-),心前区无隆起,心尖波动无弥散,心界无扩大,心音有力,节律整齐,各瓣膜听诊区未闻及病理性杂音。胸部听诊双肺呼吸音粗,未闻及干湿性啰音,呼吸节律正常,双侧呼吸动度一致,腹部各项检查、脊椎及四肢关节无异常,神经系统查体无异常。

二、问答部分

1. 什么是化脓性脑膜炎?

答: 化脓性脑膜炎(PM)是由于各种化脓性细菌感染引起的急性脑膜炎症,

是小儿，尤其是婴幼儿时期常见的中枢神经系统感染性疾病。本病病死率为 5%~15%，约 1/3 幸存儿遗留各种神经系统后遗症。

2. 简述 PM 的病因及发病机制？

答：0~2 个月患儿以大肠埃希菌和金黄色葡萄球菌感染为主。3 个月至 3 岁的患儿多由流感嗜血杆菌引起。5 岁以上患儿主要致病菌为脑膜炎双球菌、肺炎链球菌。致病菌最常见的感染途径是通过体内的感染灶（如上呼吸道、胃肠道黏膜、新生儿皮肤、脐部侵入等）经血流传播。少数由于临近组织感染（头面部软组织感染、鼻窦炎、中耳炎、乳突炎、颅底骨折）的局部扩散所致。

3. 该患儿入院时的护理诊断有什么问题？

答：（1）体温过高　与细菌或病毒感染有关。

（2）潜在的并发症　与颅内压增高有关。

（3）有受伤的危险　与惊厥发作有关。

（4）营养失调，低于机体需要量　与摄入不足、机体消耗增多有关。

（5）知识缺乏　与家长缺乏哮喘知识有关。

3. 该患儿的护理目标是什么？

答：（1）患儿体温和颅内压恢复正常。

（2）患儿在住院期间得到及时护理，无受伤情况发生。

（3）患儿能得到充足的营养，满足机体需要。

（4）患儿家长能用正确的态度对待疾病，主动配合各项治疗和护理。

4. 该患儿的护理措施是什么？

答：（1）维持正常的体温。

①保持病室安静清洁、空气新鲜，每日开窗通风 3~4 次维持病室温度 18℃~20℃、湿度为 50%~60%。高热患儿需卧床休息，每 4h 测量体温 1 次，密切观察患儿热型，当体温超过 38.5℃，及时给予物理或药物降温，以降低脑的耗氧量，防止发生惊厥。退热出汗时应及时更换汗湿的衣裤，注意保暖，保持皮肤、床单、被套的干燥清洁，及时记录降温效果。鼓励患儿多饮水，保证机体液量的需求，必要时静脉补液，按体温每升高 1℃液体量应增加 10ml(kg·d)计算，并记录液体出入量。

②遵医嘱及时给予退热和抗生素等药物治疗，并了解各种药物的配伍

要求、适应症、禁忌症及副作用。严格掌握配药的精确性、静脉输液的速度和无菌操作规范。

（2）密切观察病情变化。

①生命体征的观察：使用心电监护仪对患儿生命体征进行监测，观察患儿意识状态、神智、面色、瞳孔、囟门的变化（主要指囟门有无膨隆、紧张度），详细记录观察结果，早期预测病情变化。

②并发症的观察，如果患儿经过 48~72h 治疗发热不退或退而复升，病情不见好转或病情反复，首先考虑并发硬脑膜下积液的可能。若高热不退，反复惊厥发作，前囟饱满，颅缝裂开，频繁呕吐，出现“落日眼”现象提示出现脑积水，如发生上述情况，立即联系医生。

（3）防止外伤、意外。

①保持安静，护理操作尽量轻柔、集中进行，修剪患儿指甲，专人守护和陪伴患儿。对呕吐频繁的患儿应使其头偏向一侧，及时清除呕吐物，保持呼吸道畅通。患儿惊厥发作时应使其头偏向一侧，给予口腔保护以免舌被咬伤，拉好床档，适当约束患儿，避免躁动及惊厥时受伤或坠床。

②做好皮肤护理和生活护理，预防压疮发生。

（4）保证充足的营养，给予高热量、高蛋白、高维生素、易消化的清淡流质或半流质饮食，根据病情程度恰当选择补充营养的方式。每周测量患儿体重，了解营养状况恢复情况。

（5）心理护理，安慰和鼓励患儿，尽可能允许家长陪伴或探视患儿。

（6）健康教育，进行疾病相关知识和护理知识讲解，取得家长的理解和配合，出院后定期门诊复诊，不适随诊。

5. 化脓性脑膜炎患儿有何临床表现？

答：小儿化脓性脑膜炎多发生在 5 岁以下，婴儿期是发病的高峰期。

（1）典型的临床表现有

①感染性全身性中毒症状：发热、面色灰白、烦躁不安。

②急性脑功能障碍症状：进行性的意识改变，出现精神萎靡、嗜睡、昏迷、昏睡。

③颅内压增高。

④脑膜刺激征，以颈项强直最常见。

(2)非典型的临床表现。

小于3个月的患儿起病隐匿,症状不典型。表现为体温升高或降低,甚至体温不升;面色青紫或苍白,吸吮力差、拒乳呕吐、黄疸加重等;肌张力减弱或不典型的惊厥发作。

6. 化脓性脑膜炎常见的并发症有哪些? 如何确诊?

答:(1)硬脑膜下积液:多见于1岁以内,患肺炎链球菌和流感嗜血杆菌脑膜炎的婴儿。经过48~72h治疗发热不退或退而复升,病情不见好转或病情反复的患儿,首先应考虑并发硬脑膜下积液的可能。行颅内透照检查或CT扫描有助于确诊。如行硬膜下穿刺、积液量<2.0ml、蛋白质>0.4g/L即可确诊。

(2)脑室管膜炎:多见于革兰阴性杆菌感染且延误治疗的1岁以内的患儿。表现为治疗过程中出现高热不退、前囟饱满、惊厥频繁、呼吸衰竭等病情加重的症状。行CT检查可见脑室扩大,脑室穿刺检查脑室白细胞液≥ 50×10^6/L、糖1.6mmol/L或蛋白质>0.4g/L即可确诊。

(3)脑积水:由于脑膜炎症导致脑脊液循环障碍所致。严重脑积水由于颅内压增高压迫眼球,形成双目下视,巩膜外露的特殊表情,称“落日眼”。由于颅骨骨缝裂开,头颅叩诊可呈“破壶音”。

7. 什么是腰椎穿刺检查? 为什么化脓性脑膜炎患儿要进行腰椎穿刺检查? 有何注意事项?

答:(1)腰椎穿刺术简称“腰穿”,是指用腰穿针从腰椎间隙刺入腰池,测定脑脊液压力,并收集脑脊液进行临床检测的一种技术操作。

(2)脑脊液检查是确诊化脓性脑膜炎的重要依据。

(3)腰椎穿刺检查的注意事项:

①严格掌握禁忌证,凡疑有颅内压升高者必须先做眼底检查,如有明显视乳头水肿或有脑疝先兆者,禁忌穿刺。凡患者处于休克、衰竭或濒危状态以及局部皮肤有炎症、颅后窝有占位性病变者均禁忌穿刺。

②穿刺过程中如出现呼吸、脉搏、面色异常等症状时,应立即停止操作,并作相应处理。

③鞘内给药时,应先放出等量脑脊液,然后再等量转换性注入药液。

8. 化脓性脑膜炎出现的后遗症及其危险因素有哪些?

答:陈瑞琼、钟晓璇等探讨可能导致化脓性脑膜炎患儿预后不良的高危因素,了解化脓性脑膜炎患儿常见后遗症的种类及发生率。选取129例化脑性脑膜炎患儿,患儿分为预后不良组及预后良好组,统计各种后遗症的发生率,并寻找预后不良的危险因素。结果随访的80例患儿中,有较轻后遗症者12例,有严重后遗症者13例,包括智力低下11例,运动障碍8例,双侧听力障碍4例, 继发性癫痫4例,10例患儿合并有两种或以上严重后遗症,最常见为智力低下合并运动障碍。行为问题共检查48例患儿,有行为问题患儿17例。预后不良组和预后良好组在发热总时间>7d、入院后反复抽搐≥3次、昏迷(Glasgow昏迷评分<8分)、感染性休克、瞳孔异常、肢体活动障碍为出现预后不良的危险因素,两组比较差异有统计学意义($P<0.05$)。研究结论发现,化脓性脑膜炎患儿的后遗症表现多种多样,提示患儿应该进行系统的随访;同时,本研究还发现昏迷、感染性休克等临床症状是导致预后不良的危险因素。早期识别这些症状,并给予早期干预,将对患儿的预后有着重要意义。

【相关知识讨论】

1. 化脓性脑膜炎和病毒性脑膜炎及结核性脑膜炎脑脊液检查有何不同?

答:(1)典型化脑患儿脑脊液(CSF)压力增高,外观浑浊似米汤样,WBC计数>1000×10⁶/L,但有20%的病例可能在250×10⁶/L以下,分类以中性粒细胞为主。糖含量常有明显降低,蛋白质含量显著增高。

(2)病脑患儿脑脊液较清亮,白细胞数为0–数百×10⁶/L,分类以淋巴细胞为主,糖含量正常。脑脊液中有特异性抗体和病毒分离有助诊断。

(3)结脑脑脊液外观呈毛玻璃样,白细胞数多<500×10⁶/L,分类以淋巴细胞为主,薄膜涂片抗酸染色和结核分枝杆菌培养可帮助确立诊断。

2. 患儿出现什么情况应警惕脑炎?

答:(1)典型表现

①感染性全身中毒症状:发热、面色灰白、烦躁不安。

②急性脑功能障碍症状:进行性意识改变,出现精神萎靡、嗜睡、昏睡、昏迷。

③颅内压增高：年长儿表现为持续性剧烈头痛、频繁呕吐、畏光等，婴儿表现易激惹（摇晃和抱着时更甚）、尖声哭叫、双眼凝视、惊厥等。前囟饱满或隆起、囟门增大、张力增高，颅骨缝增宽、头围增大等。病情严重时合并脑疝，出现呼吸不规则、两侧瞳孔大小不等、对光反射减弱或消失等。

④脑膜刺激征：颈强直、Kernig 征、Brudzinski 征阳性。其中以颈强直最常见。

（2）非典型表现：小于 3 个月的患儿起病隐匿，症状不典型，会有体温升高或降低，甚至体温不升；面色青紫或苍白，吸吮力差、拒乳呕吐、黄疸加重等；肌张力减弱或不典型惊厥发作；由于颅骨缝和囟门的缓冲作用使颅内压增高和脑膜刺激征表现不明显。

参考文献

[1]王卫平，毛萌，李廷玉.儿科学.第 8 版.北京：人民卫生出版社，2013.

[2]崔焱.儿科护理学[M]. 人民卫生出版社，2012，6

[3]陈瑞琼，钟晓璇等.儿童化脓性脑膜炎后遗症的随访及其预后不良危险因素的探讨[J]. 广州医药，2015，(46)1:36-37

（李桂荣）

病例3　脑性瘫痪

【病例汇报】

一、患儿病情简述

张××，男，1岁7月，现不能独坐、不能独站及行走，扶走双足，足尖着地，呈剪刀交叉步态。双上肢活动受限，指尖不能拿物，呼叫患儿有反应，语言发育迟缓，只能发"爸爸"、"妈妈"等单词，就诊于神经内科门诊，考虑"脑瘫"进一步诊治。

二、相关化验检查

头颅CT检查提示:皮质下软化灶；脑电图提示正常；出生时听力筛查双耳通过；双眼可追物；儿童发育测评报告：大运动5m，精细运动5m、适应能力10m、语言7m、社交行为8m、智龄7.8m，发育商41分。留取尿标本送检排除遗传代谢性疾病。

三、医疗诊断

脑性瘫痪（痉挛型）。

四、治疗经过

确诊后进行脑瘫康复治疗，包括运动功能训练、手功能训练、言语功能训练，配合中医针灸、按摩等治疗。

【护理查房】

查房时间：2014年12月9日 14:30

一、护理评估

（1）一般资料

姓名：张××　　　　性别：男　　　　年龄：1岁7个月

籍贯：甘肃武山县

（2）现病史：患儿出生至今不能独坐、不能独站及行走，扶走双足，足尖着地，呈剪刀交叉步态。双上肢活动受限，指尖不能拿物，语言发育迟缓，只能发"爸爸"、"妈妈"等单词，呼叫患儿有反应，但不能应答。

（3）既往史：既往精神运动发育迟缓于同龄儿，否认外伤手术史，否认肝炎结核等传染病史，否认输血及使用血液制品史，否认惊厥史。

（4）个人史：第1胎，第1产，孕32周早产，出生时有窒息缺氧史，Apgar评分6分，出生体重2.5kg，否认病理性黄疸史，混合喂养，3个月添加鱼肝油及钙剂，7个月添加辅食，父母亲抚养。未按计划免疫接种。

（5）家族史：父母体健，家族中无遗传病史。

（6）护理体格检查：

T:36.4℃，P: 98次/分，R:22次/分，BP:99/60mmHg，W:8.5kg。患儿神志清楚，精神好，鼻翼无扇动，口唇红润，全身皮肤黏膜无黄染、皮疹及出血点，皮下脂肪少，弹性欠佳，毛发分布正常，头围46cm，睑结膜无苍白及充血，角膜无浑浊，双侧瞳孔等大等圆，直径约3mm，对光反射灵敏，耳鼻无畸形。口腔黏膜正常，唇舌活动受限，易流涎。胸廓无畸形，三凹征(–)，心前区无隆起，心尖波动无弥散，心界无扩大，心音有力，节律整齐，各瓣膜听诊区未闻及病理性杂音。胸部听诊双肺呼吸音清，呼吸节律正常，双侧呼吸动度一致，腹壁柔软，无压痛及反跳痛。运动及神经反射检查头部控制良好，独坐时呈圆背，不能独站，降落伞反射存在，侧方保护性反射未引出，膝腱反射存在，巴彬斯基征(–)。四肢肌肉痉挛，肌张力高，双上肢外旋、外展受限，双下肢肌张力检查内收肌角45°，腘窝角45°、肌肉萎缩、双足外翻，扶站时呈尖足，双手可主动抓物，拇食指不能捏物。呼叫患儿有反应，但不能应答。

二、问答部分

1. 该患儿的护理诊断是什么？

答：（1）生长发育迟缓　与脑发育不良有关。

（2）有失用综合征的危险　与肌肉痉挛、萎缩有关。

（3）营养失调　与运功减少，消化吸收不良有关。

（4）知识缺乏　与家长缺乏疾病相关知识有关。

2. 该患儿的护理目标是什么？

答：(1)通过综合治疗护理措施，改善患儿运动功能、手功能、言语功能，提高生活质量。

(2)家长能掌握患儿的喂养方法，改善患儿的营养状况。

(3)家长能了解疾病相关知识，积极配合功能训练，给予患儿心理支持。

3. 该患儿的护理措施是什么？

答：(1)饮食护理　协助家长制定饮食计划，为患儿制定高热量、高蛋白及富有维生素、容易消化的食物计划，鼓励多活动，促进消化吸收。

(2)功能训练

①运功功能训练：针对患儿的姿势和运动障碍程度制定训练计划，按计划进行运动功能训练。

②手功能训练：根据患儿手功能障碍的程度制定计划，如抓握能力，训练拇食指捏物，训练患儿穿衣、进食、如厕等生活能力。

③言语功能训练：主要是听力、发音、语言和咀嚼功能的协同矫正。

④进食训练：选择有把手，勺表面浅平，勺柄长的餐具，尽量鼓励患儿自我进食。保证正确的进食姿势，使患儿脊椎升直，头肩稍前倾，收下颌使其贴近胸部：桌椅高度要合适，使患儿双足能着地，增加稳定性，尽量抑制异常姿势。用冰块或海苔等刺激患儿口、唇、舌的训练，包括唇的闭合，下颌的随意运动，减少流涎的发生；定时做舌的上、下、左、右运动，促进闭合动作，以减少不随意运动，逐渐形成自我控制。饭前先用手在患儿面部两侧咬肌处轻轻按摩或热敷，帮助咀嚼肌松弛，便于进食，饭后清洁口腔。

(3)安全管理　保证环境安全，做到专人护理，必要时采取保护措施。

(4)心理关爱　发挥家庭、社会、学校全方位的力量，关爱脑瘫患儿。鼓励患儿参加集体活动，调动其积极性，克服自卑、孤独心理。

(5)健康教育　针对脑瘫患儿治疗、护理任务长期性的特点，健康教育主要以家庭教育为主。

①教会家长照顾患儿的方法，针对患儿的病情制定训练措施并逐步实施，家长能正确使用各种辅助训练器具，如 Bobath 球、液压踏步仪等。

②指导家长及患儿的心理健康：开导家长接受现实，能积极应对，并寻找社会支持系统，提高患儿生活质量。家庭与社会要给予患儿更多的关爱

与照顾、耐心指导,积极鼓励,逐一挖掘其自身潜力,使患儿有成就感并不断进步,切不可歧视或过于偏爱,以免造成性格缺陷。

【相关知识讨论】

1. 什么是脑瘫?

答:脑瘫即脑性瘫痪,也称 litter 病,是指小儿从出生前到出生后 1 个月内,由多种原因引起的非进行性脑损伤。临床以中枢性运动障碍和姿势异常为主要特征,可伴癫痫、智力低下,视觉或语言功能障碍等。

2. 引起脑瘫的原因是什么?

答:引起脑性瘫痪的危险因素很多,可发生在出生前、出生时、出生后。

(1)母亲在孕期的异常因素可导致脑瘫的发生:如母体的感染,尤其是风疹病毒的感染;母亲摄入药物、接触放射线、缺氧和毒血症;母亲患糖尿病和营养不良等疾病;母亲多胎妊娠;胎儿脑发育畸形等都是引起脑性瘫痪的重要原因。

(2)出生时的不良因素:围生期的异常增加了儿童脑性瘫痪发生的危险。如窒息缺氧及机械损伤;早产、低体重、颅内出血也是造成脑瘫的重要原因。

(3)婴儿期感染或创伤:如婴儿脑部感染、头部创伤和长期缺氧均可导致脑部循环障碍。

3. 按照运动障碍的性质,说明脑瘫的临床分型和表现?

答:按照运动障碍的性质,临床分为 7 种类型:

(1)痉挛性:约占脑瘫的 70%,病变波及锥体束系统。患儿典型的症状为肌张力增高,肢体活动受限。上肢肌张力增高,肩关节内收,肘关节、手腕部及指尖关节屈曲,拇指内收,手握拳状。下肢大腿内收肌张力增高,大腿外展困难,踝关节屈曲。坐位时两下肢向前伸直困难,站立位、行走时足尖着地,足跟悬空,两腿交叉呈剪刀步态。

(2)手足徐动型:约占脑瘫的 20%,病变在基底神经节。有意识运动时,表现为不自主、不协调、无效的运动状态,紧张时加重、安静时减轻、睡眠时消失。面部呈鬼脸表情、吞咽困难和流涎。

(3)肌张力低下型:病变在锥体系和椎体外系。多见于婴幼儿期,主要表现为肌张力显著降低呈软瘫状，自主运动很少，关节活动范围增大。

（4）强直型：此型较少见，全身肌张力显著增高，身体异常僵硬，活动减少，四肢做被动运动时，感觉肢体呈铅管样强直，腱反射正常，常伴有严重智力低下。

（5）共济失调型：此型较少见，病变部位在小脑，婴儿期表现肌张力低下，腱反射不易引出。2 岁左右出现身体稳定性差，上肢有意向性震颤，肌张力低下，步态蹒跚、摇晃，走路时两足间距加宽，四肢动作不协调。

（6）震颤型：此型很少见，表现为四肢静止性震颤。

（7）混合型：同时具有两种或两种以上类型的表现。临床上以手足徐动型与痉挛性并存多见。

4. 脑瘫患儿的治疗原则是什么？

答：早期发现、早期干预，按照小儿发育规律实施综合治疗和康复。包括躯体训练、技能训练、语言训练、感觉统合训练等功能训练。配合针灸、理疗、按摩、推拿等物理学治疗方法，改善运动障碍及异常姿势。使用一些辅助矫形器械和支具，帮助完成训练和矫正异常姿势。痉挛性患儿采取手术治疗以矫正肢体畸形，减轻肌肉痉挛。

参考文献

［1］崔焱.儿科护理学［M］.人民卫生出版社，2013

［2］张清华.小儿运动障碍的物理学疗法［M］.中国中医药出版社，2007

［3］燕铁斌.物理治疗学［M］.人民卫生出版社，2008

（李桂荣）

第六章　泌尿系统疾病

病例 1　泌尿系感染

【病例汇报】

一、患儿病情简述

董××,男,4 月,患儿于入院前 2d 无明显诱因出现发热,物理降温后可降至正常,患儿于入院前 1 日家属发现尿不湿有尿结晶,遂于儿科门诊就诊,门诊查尿常规后,以“泌尿系感染”收治入院

二、相关化验检查

血常规白细胞 $6.08\times10^9/L$;淋巴细胞百分比 34%;红细胞 $3.7\times10^{12}/L$;尿常规:pH5.5;比重 1.01;亚硝酸盐(+);尿白细胞 500leu/ul。

三、医疗诊断

泌尿系感染。

四、治疗经过

入院后积极完善尿培养,选择敏感抗生素给予消炎对症支持治疗,经过 3d 抗生素治疗后,留取尿培养,结果示:细菌培养及鉴定,镜检未见细菌,真菌培养及鉴定,镜检见到革兰氏阴性双球菌,连续留取 3d 的尿常规结果示:白细胞 1,红细胞 0。患儿各项尿常规各项指标趋于正常,治疗 7d 后治愈出院。

【护理查房】

查房时间:2015 年 5 月 25 日 16:00

一、入院护理评估

(1)一般资料

姓名:董××　　　　性别:男　　　　年龄:4 月

籍贯:甘肃兰州市

(2)现病史:患儿于入院前 2d 无明显诱因出现发热,物理降温后可降至正常,患儿于入院前 1d 家长发现尿不湿有尿结晶,遂于儿科门诊就诊,门诊查尿常规后,以“泌尿系感染”收治入院。

(3)既往史:孕 26 周我院系统 B 超查出患儿左肾积水;我院多次复查泌尿系 B 超提示左肾积水,最后一次(3 月 27 日)泌尿系 B 超提示:左肾积水,右肾、双侧输尿管上段及膀胱未见异常声像,泌尿系 MIR 提示左肾轻度积水。否认外伤史,否认手术史、否认肝炎结核等传染病史,否认食物、青霉素等药物过敏史,否认输血及使用血液制品史。

(4)个人史:第 1 胎,第 1 产,足月顺产,否认生后窒息缺氧史,出生体重3.6kg,否认病理性黄疸史,人工喂养,1 月添加鱼肝油及钙剂,未添加辅食,生长于原籍,无毒物接触史记疫区、疫源感染史,父母亲抚养,生长发育史与一般同龄儿相同。按计划免疫接种,无不良反应。

(5)家族史:父母体健,家族中无传染病及遗传病史。

(6)护理体格检查:

入院时查体:T:36.5℃,P:130 次/分,R:32 次/分,BP:82/44mmHg,W:7.5kg,经皮测血氧饱和度 90%。患儿神智清楚,精神欠佳,全身皮肤黏膜无黄染、皮疹及出血点,皮下脂肪丰满,弹性良好,毛发分布正常,睑结膜无苍白、充血,角膜无浑浊,双侧瞳孔等大等圆,直径约 3mm,对光反射灵敏,外耳道正常。口唇红润无紫绀,黏膜正常,无疱疹,咽部轻度充血。呼吸节律正常,双侧呼吸动度一致,脊椎及四肢关节无异常,神经系统查体无异常。

二、问答部分

1. 婴幼儿泌尿系感染有哪些特点?

答:①新生儿、婴幼儿泌尿系统症状不显著,全身症状加重。

②常并有泌尿系统异常，如各种先天畸形和膀胱-输尿管流。

③婴幼儿的感染可为血源性。

2. 为何小儿易得泌尿系感染？

答：(1)先天及生理因素：婴幼儿时期，免疫系统发育不完善，对入侵人体的细菌防御能力差，同时小儿输尿管管壁肌肉较松弛，尚未发育完全，易于扩张，尤其女孩尿道较短，更增加了感染的可能。另外，部分婴幼儿有先天尿路畸形，也是导致尿路感染发生的原因之一。

(2)卫生因素：婴幼儿排便、排尿的自理能力较差，尤其是还不能自主控制排便、排尿的较小幼儿，常会造成排泄物堆积在尿道口，若不及时更换尿布及衣物，清洗外阴，较易造成细菌侵入尿道造成上行感染。

(3)不合理用药：婴幼儿抵抗力较差，生病几率高，且通过自身免疫很难痊愈，直接导致用药机会的增加。用药不合理时，主要体现在抗生素的过度使用，不仅使患儿体内病菌的耐药性增加，也破坏了患儿尿道屏障，可能造成大肠杆菌等革兰氏阴性菌侵入人体，增加了感染的可能。

④ 其他因素：出生后未进行母乳喂养或母乳喂养不足，小儿不能或较少的从母体处获得抗体，造成小儿抵抗力低，易被病菌感染。另外，母亲妊娠期菌尿也可能会导致婴幼儿的尿路感染。

3. 小儿泌尿系感染的临床表现？

答：新生儿多由血行感染所致，以全身症状为主，如发热、吃奶差、苍白、呕吐、腹泻等。婴幼儿主要表现在为高热、食欲不振、呕吐、烦躁等。儿童表现多是以尿频、尿急、尿痛等典型膀胱应激症状。排尿有时伴肾区及下腹疼痛，也有症状不突出有一过性血尿，病程迁延>6 个月，为慢性泌尿系感染，表现为反复感染、间歇发热、腰痛、乏力、贫血等。

4. 该患儿泌尿系感染的护理诊断有哪些？

答：(1)体温过高　与细菌感染有关。

(2)排尿异常　与膀胱、尿道炎症有关。

(3)潜在并发症　药物的副作用。

(4)知识缺乏　家长缺乏尿道感染的知识。

(5)恐惧　与患儿年龄比较小，家属焦虑有关。

5. 该患儿的护理目标?

答:(1)住院期间患儿体温正常。

(2)患儿排尿正常。

(3)患儿及家长了解抗生素治疗的意义能够配合护理及治疗。

6. 小儿泌尿感染的护理要点?

答:(1)尿标本的留取:常规清洗外阴后,留取晨起的第一次清洁中段尿液,如果要留取24h尿蛋白,应该在早上8:00之前排空膀胱内的尿液并弃去,开始计时,把24h所排出的尿液全部储存在一容器内,尿检前应该先量出尿液的总量,摇匀后留取尿标本,并送检,留取过程中不得有尿液的遗漏。

(2)排尿的护理:

①因多排尿可冲洗尿道,减少细菌在尿中的停留时间,促进细菌毒素和分泌物的排出,应鼓励患儿多饮水。

②提供舒适的排尿环境,将便器放在易取的位置,或将患儿置离厕所近的房间。厕所便器高低适当,空气清新。

③培养患儿良好的排尿习惯。因不洁的卫生习惯容易引起小儿泌尿系的感染。因此,应教家长给小儿使用清洁尿布,或让小儿在厕所中排尿,避免会阴部污染。

④婴儿应尽量使用一次性纸尿裤,并及时更换。

⑤病房内有感染患儿时更应注意严格的消毒监测,嘱患儿家长注意手消毒。

(3)坚持治疗:泌尿系感染的治疗护理虽不复杂,但病情顽固,常迁延不愈,应坚持治疗和随访直至临床症状消失。如果病情未彻底治愈仍有复发可能,反复发作还可能引发不良后果,因此,护士应向家长做好解释工作,强调随访和坚持治疗的重要性。

(4)做好泌尿系感染的预防:

①积极做好家长的宣传教育,指导他们做好各项预防,如女孩在大便后要由前向后擦拭肛周,以防大便内细菌延及尿道致感染。在排便前后均应洗手,便后用清洁卫生纸擦拭会阴部及肛周。

②注意会阴部清洁,避免穿开裆裤游戏,如骑小车、坐地上玩耍等,改变目前存在的一些不良卫生习惯。

③避免不必要的导尿等操作，保持局部清洁以预防泌尿系感染的发生。

7. 如何为家长做出院指导？

答：(1)向患儿及家长解释本病的护理要点及预防知识，如幼儿不穿开裆裤，为婴儿勤换尿布，便后洗净臀部，保持清洁；女孩清洗外阴时从前向后擦洗，单独使用洁具，防止肠道细菌污染尿道，引起上行感染；及时发现男孩包茎、女孩处女膜伞等，并及时处理。

(2)指导按时服药，定期复查，防止复发与再感染。一般急性感染于疗程结束后每月随访一次，除了尿常规外，还应该做中段尿培养，连续3个月，如无复发可以认为治愈，反复发作者每6个月复查一次，共2年或者更长时间。

8. 小儿泌尿系感染的并发症有哪些？

答：进行性肾脏损伤、肾瘢痕、肾发育延缓、尿毒症、高血压、远端肾小管功能紊乱、梗阻性结石等。

【相关知识讨论】

1. 留取24h尿蛋白的注意事项？

答：(1)尿液中不能混有异物，尿液中混有血、脓等会引起“假性蛋白尿”。

(2)使用清洁干燥的有盖小桶或者容器，以防挥发。

(3)小桶或者容器上应贴上标记，标明姓名及床号。

(4)应该避免日光直接照射。

(5)必须在尿常规的试管上标注尿量，留取前应该摇匀尿液。

2. 小儿泌尿系感染的病原菌分析的新进展？

答：小儿尿路感染病原菌构成病原以革兰阴性菌占优势，以大肠杆菌为主，但革兰阳性菌尤其肠球菌属应引起重视。氨苄青霉素、庆大霉素、头孢唑啉不能作为小儿尿感的首选用药。第3代头孢可作为首选用药。阿米卡星、环丙沙星可作为年龄较大儿童的选择用药。碳青霉烯类药物和万古霉素可作为危重病例和顽固病例的用药，但应根据菌耐药监测结果合理应用抗菌药物。

3. 小儿泌尿系感染治疗的判定标准？

答：患儿经过系统治疗，疗效评判标准参考我国卫生部颁布的《抗菌药物临床研究指导原则》，具体:

(1)治愈　症状、体征、病原学检查、实验室检查均恢复正常。

(2)有效　病情明显好转,上述(1)中的4项指标中有1项尚未完成恢复正常。

(3)无效　治疗3d后,病情无明显好转甚至症状、体征较前加重。

总有效率 = 显效率 + 有效率。

4. 中医认为小儿泌尿系感染发病的病因?

答：历代医家大多认为小儿泌尿道感染的主要病因是由于热积膀胱，但亦有由于气郁及小儿肾气不足而发者,其病位主要在膀胱和肾、肝脾有关,病机关键是湿热蕴结下焦，导致膀胱气化不利。湿热是泌尿道感染的主要病理因素,热结下焦是泌尿道感染病机的重要方面。肾虚是泌尿道感染根本内在病因,肾主水,司开合，为先天之本,其经脉络膀胱两者互为表里,可见，泌尿道感染的发病、预后和转归都与肾虚密切相关。

参考文献

[1]邱娟娟.小儿尿路感染的防治措施和护理办法探讨.齐齐哈尔医学院学报,2014,35(24):3701-3702.

[2]卢义侠.小儿泌尿系感染的并发症及预防.实用儿科杂志,1992,7(3):121.

[3]盛晓翠,张凤权,杨曦程.儿童泌尿系感染的病原菌分析.昆明医科大学学报,2014,35(6):118-121.

[4]石红娜.190例小儿泌尿系感染病原菌及药敏分析.医药论坛杂志,2011,4(32):152-153.

[5]田玲.小儿尿路感染的防治和护理.临床护理,2012,10(17):650-651.

[6]徐润华.现代儿科护理学.人民军医出版社

[7] 肖景霞，翟文生. 小儿泌尿系感染现代文献研究 [J]. 中国民族民间医药,2011,14:65-66.

[8]周会群. 小儿泌尿系感染的相关因素分析及预防[J]. 当代护士(中旬刊),2016,01:46-48.

(付仲霞　周小娅)

第七章 免疫系统疾病

病例 1 过敏性紫癜

【病例汇报】

一、患儿病情简述

王××，男，11 岁，患儿因入院前 5d，双下肢及臀部可见散在皮疹，门诊治疗未见好转，且皮疹增多伴有腹痛，随就诊儿科门诊，门诊以“过敏性紫癜”收住。

二、相关化验检查

血常规：白细胞 $18.35\times10^{9}/L$；血红蛋白 134g/L；红细胞 $4.89\times10^{12}/L$；淋巴细胞百分比 19.7%；中性粒细胞 71.8%；血小板 $412\times10^{9}/L$；尿常规：尿蛋白(+)，红细胞(+)。

三、医疗诊断

过敏性紫癜。

四、治疗经过

患儿入院后积极完善相关检查，控制感染，补充维生素，同时给予肾上腺皮质激素及抗凝、对症治疗；患儿症状缓解，无新出紫癜，体温正常，精神可，准予出院，家庭治疗，定期复诊。

【护理查房】

一、入院护理评估

查房日期:2015 年 3 月 18 日 16:00

(1)一般资料

姓名:王×× 性别:男 年龄:11 岁

籍贯:甘肃兰州市

(2)现病史:双下肢皮疹,伴腹痛

(3)既往史:平素体健,否认外伤及手术史,否认传染病史及其接触史,无青霉素、先锋霉素等药物过敏史,否认输血及血液制品史。

(4)个人史:第 1 胎,第 1 产,足月,自产,出生体重 3.2kg。生长发育同一般同龄儿。按计划预防接种,无不良反应。

(5)家族史:父母体健,家人无糖尿病史,家族中无 G-6-PD 缺乏,地中海贫血或其他遗传病史。

(6)护理体格检查

T:37℃,P:92 次/分,R:23 次/分,BP:102/68 mmHg,W:32kg。神志清楚,精神欠佳。瞳孔两侧等大等圆、对称,对光反射灵敏,角膜反射存在,巩膜无黄染。口唇颜色红润,无紫绀,黏膜干燥,无疱疹,咽部充血,扁桃体Ⅰ肿大,表面未见脓点。营养状况可,体位自如。双侧下肢可见散在暗红色斑丘疹,高出皮面,压之不褪色,双侧对称分布。肺部呼吸音粗,未闻及干湿性啰音。心音有力,心律齐,未闻及杂音。腹平软,脐周有轻度压痛,无腹肌紧张及反跳痛,肝脾肋下未及。四肢活动度正常,脊椎无畸形,关节轻度肿痛,四肢肌张力正常,手足无明显水肿。神经系统检查无异常。

二、问答部分

1. 该患儿入院时的护理诊断/问题是什么?

答:(1)皮肤完整性受损　与血管炎有关。

(2)疼痛　与关节肿痛、胃肠道炎症有关。

(3)潜在并发症　消化道出血、紫癜性肾炎。

2. 该患儿的护理目标是什么?

答:(1)保持皮肤的完整性,恢复皮肤的正常心态和功能。

(2)缓解关节疼痛和胃肠道痉挛性腹痛。

(3)无并发症发生。

3. 该患儿的护理措施是什么?

答:(1)皮肤的护理。

①观察皮疹形态、颜色、分布,是否有新皮疹出现,可绘制人体图形,每日详细记录皮疹变化情况。

②保持皮肤清洁,防擦伤和小儿抓伤,如有破溃及时处理,防止感染。

③患儿衣着应宽松、柔软,保持清洁、干燥。

④避免接触可能的致敏原,按医嘱使用止血药、脱敏药。

(2)缓解关节疼痛　观察患儿关节疼痛及肿胀程度,协助患肢采取不同功能位。根据病情给予热敷,教会患儿利用放松、娱乐等方法减轻疼痛。患儿腹痛时应卧床休息,做好日常护理。按医嘱使用肾上腺皮质激素,以缓解关节疼痛和解除痉挛性腹痛。

(3)监测病情变化。

①观察腹痛、便血等情况,注意腹部体征并及时报告和处理。有消化道出血时,应卧床休息,限制饮食,给予无渣流食,出血量多时要考虑输血并禁食,经静脉补充营养。

②观察尿色、尿量,定时做尿常规检查,若有血尿和蛋白尿,提示紫癜性肾炎,按肾炎护理。

(4)健康教育。

①近年来研究表明A组溶血性链球菌感染是导致过敏性紫癜的重要原因,本病以春、秋季好发,故在春、秋季节向小儿及家长宣传预防感染的重要性,避免去人群集中的公共场所。

②过敏性紫癜可反复发作或并发肾损害,给患儿和家长带来不安和痛苦,故针对具体情况予以解释,帮助其树立战胜疾病的信心。

③指导家长及患儿学会观察病情,合理调配饮食;指导其尽量避免接触可能的过敏原以及定期去医院复查。

【相关知识讨论】

1. 过敏性紫癜的主要病因有哪些？

答：目前病因尚不明确，认为与某种致敏因素引起的自身免疫反应有关。可能是链球菌感染、病毒感染、药物、食物、虫咬等作为致敏因素，发生机制是由于抗原与抗体结合形成免疫复合物在血管壁沉积，激活补体，导致毛细血管和小血管壁及其周围产生炎症，使血管壁通透性增高，从而产生各种临床表现。近年来研究表明A组溶血性链球菌感染是导致过敏性紫癜的重要原因。

2. 过敏性紫癜与特发性血小板减少性紫癜有何特征性的区别？

答：(1)过敏性紫癜的特征性表现：①皮肤表现，皮肤紫癜多为首发症状，紫红色，大小不等，高出皮面，反复出疹，对称分布，多见下肢和臀部，以下肢伸面多见。常伴有腹痛、恶心、呕吐，部分患儿有腹泻或便血，以及关节肿痛，活动受限。②血象：白细胞数正常或轻度增高，中性粒细胞和嗜酸性粒细胞可增高，血小板计数正常或升高，出凝血时间正常。

(2)特发性血小板减少性紫癜的特征性表现：①皮肤表现，自发性皮肤黏膜出血为突出表现，多为针尖大小的皮内或皮下出血点，或为瘀斑、紫癜，遍布全身，以四肢多见。常伴有鼻衄，牙龈出血及球结膜出血；呕血、便血较少见。②血象：血小板计数常$<100\times10^9/L$，急性型或慢性型急性发作期血小板计数常$<20\times10^9/L$，白细胞数正常，出血严重时可有贫血。

3. 过敏性紫癜的临床表现有哪些？

答：(1)皮肤紫癜　皮肤紫癜常为首发症状，反复出现为本病的特征，多见于下肢和臀部，以下肢伸面为多，对称分布，严重者累及上肢，面部及躯干少见。初期为紫红色斑丘疹，高出皮肤，压之不褪色，此后颜色加深呈暗紫色，最终呈棕褐色而消退。少数重症患儿紫癜可大片融合，形成大疱伴出血性坏死。皮肤紫癜一般在4~6周后消退，部分患儿间隔数周、数月后再次复发。

(2)消化道症状　约半数以上患儿可出现消化道症状，常见脐周或下腹部疼痛，伴恶心、呕吐，部分患儿有腹泻或便血，偶可发生肠套叠、肠梗阻、肠穿孔及出血坏死性小肠炎。

(3)关节症状　约1/3患儿出现关节肿痛，多累及膝、踝、肘、腕等大关节，表现为关节肿胀、疼痛和活动受限，多在数日后消失，不遗留关节畸形。

（4）肾脏症状　30%~60%患儿有肾脏损害的临床表现。病变是否引起肾脏病变及其程度是决定远期预后的关键因素。也是儿科最常见的继发性肾小球疾病。多发生于起病1月内，症状轻重不一。多数患儿出现血尿、蛋白尿及管型，伴血压升高及水肿，称为紫癜性肾炎。少数呈肾病综合征表现。一般患儿肾损害较轻，大多数都能完全恢复。少数发展成慢性肾炎，死于慢性肾功能衰竭。

（5）其他　偶因颅内出血导致失语、瘫痪、昏迷、惊厥。个别患儿有鼻出血、牙龈出血、咯血等。

4. 过敏性紫癜患儿的饮食如何合理调配？

答：（1）首先，应禁食各种可能致敏食物。食物过敏也是引起此病的一个原因，许多食物中的异体蛋白质可引起过敏性紫癜，这些食物主要有鱼，虾，蟹，蛋，牛奶，蚕豆，牛肉、羊肉等。另外一旦发现某种食物有致敏作用，应禁食这种食物。

（2）过敏性紫癜患儿大多数伴有消化道症状，为减轻消化道症状，腹痛较重时，应给予半流食，有消化道出血时，应给予无渣流食，出血量多时要禁食，经静脉补充营养。肾型伴高血压患儿给予非动物蛋白低盐饮食。

（3）在患儿恢复期，过敏性紫癜患者常因出血过多而致贫血，因此要适当多吃富含蛋白质及补血食物，以补充机体的需要。而饮食不当常是过敏性紫癜反复发作的原因之一，所以在病情恢复期增加饮食品种，要从单一食品加起，逐渐增加，如不听从医护人员指导，擅自增加食物品种，很可能会引起病情复发，治疗前功尽弃。富含蛋白质及补血的食物主要有瘦肉，禽蛋，动物肝，肾，菠菜，西红柿，海带，紫菜，木耳，大枣和豆类及其制品。

（4）应多吃高维生素C食物，维生素C有减低毛细血管通透性和脆性的作用，患者多吃这些食物有助于康复。富含维生素C的食物有柚子、橙子、柑橘、苹果、柠檬、草莓、猕猴桃、西红柿以及各种绿叶蔬菜等。

（5）值得注意的是，过敏性紫癜患者的饮食，既要补充各种营养食品，又要尽量使食物清淡些，有肾脏损害者应限制食盐和水分的摄入。

5. 何为紫癜性肾炎？

答：过敏性紫癜是以全身小血管炎为主要病变的血管炎综合征。30%~60%

患儿有肾脏损害的临床表现，病变累及肾脏，出现血尿、蛋白尿及管型，伴血压升高及水肿，称为紫癜性肾炎。

6. 紫癜性肾炎的诊断依据有哪些？

答：(1)出现血尿，蛋白尿；(2)水肿，常见双下肢及眼睑水肿；(3)血压升高，血清总蛋白及血清白蛋白降低，血沉加快。

7. 紫癜性肾炎的护理要点有哪些？

答：(1)卧床休息　急性期有水肿，血尿，蛋白尿时要注意休息，应卧床 1~2 周，待水肿消退，血尿，蛋白尿消失后可进行少量活动，等尿常规，血沉恢复正常后 2~3 周可恢复正常活动，但需限制活动量。

(2)饮食护理　在急性期要限制食盐的摄入，每日 1~2g，并提供高热量，高蛋白及高维生素的食物，以满足小儿生理需求。

(3)患儿预后主要取决于肾功能的恢复情况，所以注意监测尿常规等各项指标，观察病情，防止病情加重。

8. 在使用肾上腺皮质激素治疗时，护理上应注意什么？

答：(1)要做到定时定量，不能随意停药，需停药时要逐渐减量，以防发生肾上腺素危象或反跳复发。

(2)告知家长可能出现的不良反应并加以预防，用药后要监测患儿血压，并补充胃黏膜保护剂及钙剂，加强口腔护理及皮肤护理，预防感染。

(3)激素会促进食欲，饮食上要少食多餐，多食蔬菜、水果及富含维生素的食物。

9. 在使用肾上腺皮质激素治疗时，有何不良反应？

答：不良反应有库欣综合征，出现满月脸、痤疮、多毛，向心性肥胖等，还有患儿易激动、失眠，引起高血压、消化道出血，影响骨钙沉积及骨骼发育，诱发及加重感染等。

10. 护士如何观察肾上腺素危象？

答：在使用激素期间突然停药，即出现头昏，食欲不振，恶心，呕吐，有时伴有腹痛、腹泻、发热等，甚至发生低血糖、低血压而导致昏迷或休克者，即为肾上腺素危象。

11. 过敏性紫癜患儿好转出院，如何做好出院指导？

答：过敏性紫癜是小儿常见的系统性血管炎之一，绝大多数预后良好，无肾脏受累者一般在 1~6 周可恢复，其预后的好坏主要取决于肾脏受累程度。所以应提醒家长随访尿常规；平日尽量避免食用怀疑为致病的食物；要增加饮食品种，要从单一食品加起，逐渐增加，密切观察有无不适，以免引起病情复发。如果有感染因素，要彻底清除体内的感染灶，如慢性扁桃体炎，龋齿等；患儿出院时若因病情需要继续服用激素或免疫抑制剂，要严格遵医嘱服药，不要擅自减药、停药。

参考文献

[1]崔焱.儿科护理学.第 5 版.人民卫生出版，2014.11

[2]雷家英,李亚农. 实用儿科护理学. 中国协和医科大学出版社,2005.2

[3]钱嬿,厉瑛. 儿科护理查房. 上海科学技术出版社,2011.1

[4]焦卫红. 儿科护理教学查房. 人民军医出版社,2014.3

（付仲霞）

病例 2　皮肤黏膜淋巴结综合征(川崎病)

【病例汇报】

一、患儿病情简述

张××,男,2 岁,主因持续发热 1 周,皮疹 2d,热峰不详,伴有轻咳。在当地医院口服抗生素治疗效果不佳,随就诊于小儿呼吸科门诊,以“皮肤黏膜淋巴结综合征(待查)”收住。

二、相关化验检查

门诊血常规:白细胞 $16.35\times10^9/L$;血红蛋白 128g/L;红细胞 $4.29\times10^{12}/L$;淋巴细胞占比 28.7%;中性粒细胞占 70.8%;血小板 $402\times10^9/L$;血沉 58mm/H;C 反应蛋白 19.8mg/L。

三、医疗诊断

皮肤黏膜淋巴结综合征。

四、治疗经过

患儿入院后积极完善相关检查,以明确诊断,给予抗炎,对症,静脉注射丙种球蛋白及糖皮质激素等综合治疗;患儿病情好转,无发热,精神可,治疗 1 周,准予出院,家庭治疗,定期复诊。

【护理查房】

一、入院护理评估

查房日期:2015 年 4 月 8 日 16:00

(1)一般资料

姓名:张××　　　　性别:男　　　　年龄:2 岁

籍贯:甘肃兰州市

（2）现病史：发热1周，皮疹2d。

（3）既往史：平素体健，否认外伤及手术史，否认传染病史及其接触史，无青霉素、先锋霉素等药物过敏史，否认输血及血液制品史。

（4）个人史：第1胎，第1产，足月，剖宫产，出生体重3.4kg。生长发育同一般同龄儿。按计划预防接种，无不良反应。

（5）家族史：父母体健，家人无糖尿病史，家族中无G-6-PD缺乏，地中海贫血或其他遗传病史。

（6）护理体格检查

T:39℃，P:132次/分，R:42次/分，W:11.5kg。神志清楚，精神欠佳，高热面容。瞳孔两侧等大等圆、对称，对光反射灵敏，角膜反射存在，双眼球结膜充血。口唇干裂，可见血痂，口唇黏膜潮红，咽部充血，舌乳头突起呈杨梅舌。营养状况可，体位自如。全身皮肤可见散在红色斑丘疹，高出皮面，压之不褪色，躯干部多见。肺部呼吸音粗，未闻及干湿性啰音。心音有力，心率齐、快，未闻及杂音。腹平软，无腹肌紧张及压痛。四肢活动度正常，无脊椎畸形，手足弥漫性水肿，手指、脚趾肿胀，拒触，指端硬肿，神经系统查体无异常。

二、问答部分

1. 该患儿入院时的护理诊断/问题是什么？

答：（1）体温过高　与感染、免疫反应等因素有关。

（2）皮肤完整性受损　与小血管炎有关。

（3）口腔黏膜受损　与小血管炎有关。

（4）潜在并发症　心脏受损。

2. 该患儿的护理目标是什么？

答：（1）患儿体温恢复正常。

（2）患儿皮肤保持完整，无感染。

（3）口腔黏膜炎症减轻或痊愈，进食无不适。

（4）患儿心脏受损能得到及时发现和有效处理。

3. 该患儿的护理措施是什么？

答：（1）降低体温。

①急性期患儿应绝对卧床休息。维持病室适当的温湿度。监测体温变

化，观察热型及伴随症状，及时采取必要的降温（药物降温及物理降温等）措施。

②给予清淡的高热量、高维生素、高蛋白的流质或半流质饮食，鼓励患儿多饮水，必要时静脉补液。

③按医嘱用药并注意观察应用阿司匹林过程中有无出血倾向和静脉注射丙种球蛋白有无过敏反应，一旦发生及时处理。

（2）皮肤护理　保持皮肤清洁，每天清洗患儿皮肤，剪短指甲，以免抓伤和擦伤；衣被质地柔软而清洁，每次便后清洗臀部；对半脱的痂皮用干净剪刀剪除，切记强行撕脱，防止出血和继发感染。

（3）黏膜的护理　观察患儿口腔黏膜病损情况，每日晨起、睡前、餐前、餐后漱口，以保持口腔清洁，防止继发感染，增进食欲。口唇干裂者可涂护唇由；禁食生、辛、硬的食物，必要时遵医嘱给予药物涂擦口腔创面；每日用生理盐水洗眼1~2次，也可涂眼膏，以保持眼的清洁，预防感染。

（4）监测病情　密切监测患儿有无心血管损害的表现，如面色、精神状态、心率、心律、心音、心电图异常，一旦发现立即进行心电监护，根据心血管损害程度采取相应的护理措施。

（5）心理支持　家长因患儿心血管受损及可能发生猝死而产生不安心理，应及时向家长交代病情，给予心理支持；根据病情患儿需定期做心电图、超声心动图等，应结合患儿年龄解释，以取得配合；给患儿安排一些床上娱乐，制定合理的活动与休息，多给其精神安慰，减少各种不良刺激。

（6）健康教育　及时向家长交待病情，并予心理支持。指导家长观察病情，定期带患儿复查，对于无冠状动脉病变的患儿，于出院后1个月、3个月、6个月及1年全面检查1次。有冠状动脉损害者密切随访。

4. 患儿的日常饮食应注意什么？

答：根据患儿的饮食习惯和喜好给予高热量、高维生素、营养丰富且易消化的半流饮食及充分的水分，不要过热或过冷，以减少对口腔溃疡面的刺激，有口唇皲裂出血时，可于进食前后用消毒石蜡油涂口唇，以减轻疼痛的刺激。

【相关知识讨论】

1. 皮肤黏膜淋巴结综合征(川崎病)有哪些临床特点?

答:(1)特异性临床表现。

① 持续发热1周以上,抗生素治疗无效。

② 皮疹在发热或发热后出现,呈多形性红斑,向心性及四肢,躯干多见,持续4~5d后消退。

③ 手、足早期充血、潮红,以后呈广泛性硬性水肿,手掌、脚底可见潮红,恢复期指(趾)端有膜状脱皮。

④双眼球结膜充血,无分泌物,随体温下降而逐渐消退。口唇黏膜潮红、皲裂和出血,痂皮形成;舌乳头明显突起、充血呈草莓舌。肛周皮肤发红、脱皮。

⑤ 非化脓性淋巴结肿大,以颈部最常见,直径约1.5cm,多为单侧。

⑥ 心脏损害:20%~30%患儿出现冠状动脉瘤。可发生心肌炎、心包炎,听诊有心动过速、奔马律,心音低钝、收缩期杂音等。

(2)实验室检查:

① 血常规:白细胞总数升高,粒细胞百分百增高,轻度贫血,血小板升高,血液高凝,血沉增快,C反应蛋白升高。

② 心电图:ST-T改变及各种心律失常。

③ 超声波:左或右冠状动脉内径>3mm,冠状动脉瘤样扩张,左或右冠状动脉内径与主动脉内径之比>0.3。

2. 皮肤黏膜淋巴结综合征(川崎病)的发病过程有哪些?

答:皮肤黏膜淋巴结综合征(川崎病)的病程可分为4期。

I期:为急性发热期,时间1~11d,主要症状于发热后陆续出现,可发生严重心肌炎。

II期:为亚急性期,时间11~21d,多数体温降至正常,指(趾)端膜状脱皮及血小板增多;重症病例仍可发热,发生冠状动脉瘤,可致心肌梗死、动脉瘤破裂。

III期:为恢复期,时间21~60d,临床表现消退,如无明显冠状动脉病变可慢慢恢复;如有冠状动脉瘤,可持续发展,可发生心肌梗死或缺血性心脏病。

IV期:为慢性期,少数冠状动脉瘤患者可进入此期,可迁延数年,可发生心绞痛、心功能不全、缺血性心脏病和心肌梗死，有可能危及生命。

3. 皮肤黏膜淋巴结综合征（川崎病）的治疗要点有哪些？

答：（1）控制炎症

①阿司匹林为首选药物，剂量为30~100mg/kg·d，分3~4次口服，热退后3d逐渐减量。如有冠状动脉病变时，根据血小板调整剂量、疗程直至冠状动脉病变恢复正常。

②静脉注射丙种球蛋白（IVIG）可明显降低急性期冠状动脉病变的发生率，对已形成冠状动脉瘤者可使其早期退缩。剂量为1~2g/kg，于8~12h静脉缓慢输入，宜于发病早期应用。

③糖皮质激素，静脉注射丙种球蛋白无效者可考虑使用糖皮质激素，剂量为2mg/kg·d，使用2~4周。

（2）抗血小板凝聚　除阿司匹林外可加用双嘧达莫。

（3）其他治疗　根据病情给予对症支持治疗。如补液、护肝、控制心力衰竭、纠正心律失常等；有心肌梗死时及时溶栓治疗。

4. 皮肤黏膜淋巴结综合征（川崎病）患儿恢复期的治疗有哪些？

答：川崎病患儿恢复期的治疗主要有以下几点：

（1）抗凝治疗：恢复期患儿，用阿司匹林3~5mg/（kg·d），1次服用，至血沉、血小板恢复正常，通常在发病后6~8周停药。

（2）溶栓治疗：对心肌梗死及血栓形成患者，可采用静脉溶栓或导管经皮到冠状动脉内给药，促使冠状动脉再通。静脉溶栓1h内输入尿激酶20000U/kg，继之每小时3000~4000U/kg输入。冠状动脉内给药1h内输入尿激酶10000 U/kg。溶栓治疗中应监测凝血时间及纤维蛋白原含量，如凝血时间较正常延长1倍或纤维蛋白原低于100mg/dl，有发生出血的危险。

（3）冠状动脉形成术：近年应用气囊导管及冠状动脉支架术，对冠状动脉狭窄病例进行扩张，已取得成功。

（4）外科治疗：冠状动脉搭桥术适应症为左主干高度闭塞、多枝高度闭塞，左前支近端高度闭塞。对严重二尖瓣关闭不全病例，内科治疗无效，可行瓣膜形成术或瓣膜置换术。

5. 皮肤黏膜淋巴结综合征（川崎病）患儿为何服用阿司匹林？

答：因川崎病患儿血小板增多，血液黏稠，血液呈高凝状态，为了减低血液黏稠度，抑制血小板凝集，防止血栓形成和冠状动脉阻塞。所以川崎病患儿一定要遵医嘱长期服用阿司匹林。

6. 如何给患儿服用阿司匹林？

答：阿司匹林常规剂量是每天40~100mg/kg，给患儿分次口服；等患儿退热后减量，改成30mg/kg，连续服用2个月或更长的时间，等病情完全控制后再逐渐减量，每周约减1/4，如有冠状动脉损害时，疗程应维持在冠状动脉损害好转为止。告诉家长千万不可因为病好了突然停药，以免出现停药反跳。

7. 皮肤黏膜淋巴结综合征（川崎病）患儿服用阿司匹林有何注意事项？

答：阿司匹林是治疗川崎病的首选药，具有抗炎、抗凝的作用，从而能防止血栓形成，和冠状动脉阻塞。目前临床采用剂量为30~100mg/kg·d，分3~4次服用，如有冠状动脉损害时，应维持冠状动脉损害好转为止。因为阿司匹林可直接刺激胃黏膜，出现上腹不适、恶心、呕吐等，所以，在发药时应事先告知患儿家长，在饭后服用，以减轻其副作用。另外此药可抑制血小板凝聚和减少凝血酶原而引起出血。服药期间应避免患儿受伤出血，保持室内空气湿润，防止鼻黏膜过于干燥而出血。

8. 大剂量应用丙种球蛋白（IVIG）时，护理上应注意什么？

答：（1）因丙种球蛋白（IVIG）对于机体来说是一种异体蛋白，首先要观察有无过敏反应，可表现为短暂的发热、面色潮红、胸闷、心悸、恶心、呕吐，严重时可发生过敏性休克。

（2）控制输液速度，预防心力衰竭的发生　输注该液体时要严格控制输液速度，一般在心电监护下，15~20滴/min为宜，可用输液泵控制，8~12h输完，以减轻心脏负担。

（3）同时要告知家长，在应用丙种球蛋白（IVIG）9月内不宜接种麻疹、风疹、腮腺炎等疫苗。

9. 早期大剂量应用丙种球蛋白（IVIG）为何能预防冠状动脉瘤？

答：大剂量静脉注射丙种球蛋白（IVIG），能对免疫调节细胞产生负反馈作用，使CD8增多，CD4减少，从而减少IgG的合成；丙种球蛋白可能封闭了血管内皮细胞，单核-巨噬细胞和血小板表面的Fc受体，从而阻断了血管内皮的免疫性炎症反应，另外它还可能提供某种特异性抗体，作用于目前尚未清楚的致病病原体和毒素，起到减低冠状动脉受损的危险，并缩短发热时间，有助于实验室异常指标的恢复。

10. 患儿应用丙种球蛋白(IVIG)有何不良反应？

答：患儿注射部位可有发红、疼痛、硬结，偶见暂时性红斑、咳嗽、呼吸困难、发绀及休克等过敏反应，恶心、呕吐、腹痛、腹泻等消化道反应。如血液制品提纯不过关，有可能发生乙型肝炎、梅毒、艾滋病等可能。

11. 关于皮肤黏膜淋巴结综合征(川崎病)患儿的预后？

答：川崎病一种原因未明的血管炎综合征，易侵及体循环中小血管，特别是冠状动脉，其病程的中后期可形成冠状动脉瘤。80%患儿在5岁以下，男孩多于女孩。川崎病患儿大多数预后良好，可复发，复发率为2%~3%，冠状动脉瘤的发病率为20%~30%；发生冠状动脉瘤患儿多于病后2年内自然消失，但常遗留管壁增厚和弹性减弱等功能异常。川崎病冠状动脉瘤的病理表现主要为血管壁内膜纤维增生，中层纤维板破坏断裂，血管壁薄弱膨出，瘤体直径可为自体正常冠状动脉的数倍，可伴有血栓栓塞、机化。大的动脉瘤常不易完全消失，5%~10%发展为冠状动脉狭窄性损害，导致血栓形成，引起急性心肌梗死或猝死。

12. 皮肤黏膜淋巴结综合征(川崎病)患儿好转出院，如何做好出院指导？

答：患儿好转出院，要根据患儿恢复情况，主动向家长解释本病的特点、治疗方法、护理重点及预后，消除其焦虑情绪；出院时指导其按医嘱坚持服药，不要随意增减药量，观察药物的副作用，并注意消化道症状，无冠状动脉病变的患儿，出院后1、3、6个月及出院1年后复查。有冠状动脉病变的患儿，尤其要告知患儿家长川崎病的心血管炎症及后遗症可持续数月到数年，是引起猝死的主要原因，一定要服药至冠状动脉病变恢复为止，不可随意停药；指导家长正确调配患儿的饮食，以高热量、高蛋白质、高维生素的饮食为主；协助家长制定患儿在家中的活动与作息计划，原则上以每次活动后不出现心慌为宜；若患儿突然出现面色苍白、心率快等心脏并发症现象时，应立即就医；根据病情，定期到专科门诊随访，每周复查心电图、超声心动图、血常规，根据复查结果调整阿司匹林的剂量，好转以后每月复查一次，以上各项检查，直到心电图、心肌酶谱、血小板等恢复正常。

参考文献

[1]崔焱.儿科护理学.第 5 版.人民卫生出版,2014.11

[2]雷家英,李亚农. 实用儿科护理学. 中国协和医科大学出版社,2005.2

[3]钱嫵,厉瑛. 儿科护理查房. 上海科学技术出版社,2011.1

[4]焦卫红. 儿科护理教学查房. 人民军医出版社,2014.3

（付仲霞　周小娅）

第八章　感染性疾病

病例 1　麻　疹

【病例汇报】

一、患儿病情简述

赵×，女，10 岁，因间断发热 4d 伴皮疹 1d，热峰 39.8℃，伴有轻咳。在当地住院治疗 2d，病情未见明显好转，表面及躯干皮肤见红色比较疼，随就诊于我院，门诊以“发热待查，麻疹（待查）”收住。

二、相关化验检查

门诊血常规：白细胞 $12.35\times10^9/L$；血红蛋白 124g/L；红细胞 $4.19\times10^{12}/L$；淋巴细胞占比 28.1%；中性粒细胞占比 71.2%；血小板 $212\times10^9/L$；尿常规检查：尿蛋白（-），红细胞（-）；X 线胸片提示：两肺纹理增粗，期间可见点片状阴影；肝、肾功能正常。

三、医疗诊断

麻疹合并肺炎。

四、治疗经过

患儿入院后积极完善相关检查，明确诊断，隔离患儿，给予抗感染，对症，补液等综合治疗；患儿病情好转，皮疹消退，无发热，准予出院。家庭隔离至出疹后 10d。

【护理查房】

一、入院护理评估

查房日期：2014 年 5 月 8 日 16:00

(1)一般资料

姓名：赵×　　　　性别：女　　　　年龄：10 岁

籍贯：甘肃皋兰县

(2)现病史：发热 4d，皮疹 1d。

(3)既往史：平素体健，否认外伤及手术史，否认传染病史及其接触史，无青霉素、先锋霉素等药物过敏史，否认输血及血液制品史。

(4)个人史：第 1 胎，第 1 产，足月，自然分娩，出生体重 3.2kg。生长发育同一般同龄儿。按计划预防接种。

(5)家族史：父母体健，家人无糖尿病史，家族中无 G-6-PD 缺乏，地中海贫血或其他遗传病史。

(6)接触史：同桌发烧请假。

(7)护理体格检查。

T:38.5℃，P：104 次/分，R32 次/分，BP:96/60 mmHg，W：30kg。神志清楚，精神欠佳，急性面容。瞳孔两侧等大等圆、对称，对光反射灵敏，角膜反射存在，结膜充血，眼睑稍有水肿。面色潮红，口唇干裂，咽部充血，流涕，流泪伴咳嗽，有痰，不易咳出。营养状况可，体位自如。耳后、发际、颜面部及躯干皮肤可见散在红色斑丘疹，疹间皮肤正常，部分皮疹融合成片。肺部呼吸音粗，可闻及湿性啰音。心音有力，心率齐、快、未闻及杂音。腹平软，无腹肌紧张及压痛。四肢活动度正常，无脊椎畸形。神经系统查体无异常。

二、问答部分

1. 该患儿入院时的护理诊断/问题是什么？

答：(1)体温过高　与病毒血症、继发感染有关。

(2)皮肤完整性受损　与麻疹病毒引起的皮肤损伤有关。

(3)营养失调，低于机体需要量　与食欲下降、高热消耗增加有关。

(4)潜在的并发症　肺炎、脑炎、心肌炎。

(5)有传播感染的危险　与呼吸道排出病毒有关。

2. 该患儿的护理目标是什么？

答：(1)患儿体温降至正常。

(2)患儿皮疹消退，皮肤完整，无感染。

(3)患儿住院期间能得到充足的营养。

(4)患儿不发生并发症或并发症得到及时处理。

(5)避免感染传播扩散。

3. 该患儿的护理措施是什么？

答：(1)生活护理。

①卧床休息至皮疹消退、体温正常为止。提供患儿舒适的休息环境，保持室内空气新鲜，室内温湿度适宜，室温 18℃~22℃，湿度 50%~60%，光线柔和，避免光线直接刺激，保持室内安静。衣被清洁，舒适。

②发热期间给予清淡、易消化、营养丰富的流质饮食或半流质饮食，少量多餐。出疹期间鼓励患儿多饮水，以利排毒、退热、透疹。恢复期应添加高蛋白、高能量及多种维生素的食物，毋须忌口。

(2)降低体温　密切监测体温变化，处理高热时需兼顾皮疹，不易用物理及药物的方法强行降温，尤其禁用冷敷及乙醇擦浴，以免皮肤血管收缩、末梢循环障碍，使皮疹不易透发或突然隐退。如体温升至 40℃以上时，可用小剂量退热剂或温水擦浴，使体温稍降，以免惊厥。鼓励患儿饮水，保证足够的水分，必要时补液，继发细菌感染时遵医嘱给予抗生素治疗。

(3)保持皮肤黏膜的完整性。

①皮肤护理：勤换内衣，保持皮肤清洁、干燥。剪短指甲，避免患儿抓伤皮肤引起继发感染。患儿皮肤瘙痒时，可遵医嘱擦炉甘石洗剂或应用抗组胺药。

②口、眼、耳、鼻部的护理：保持口腔清洁，用生理盐水或 2%碳酸氢钠溶液洗漱口腔，每日 2~3 次；眼部因炎性分泌物多而形成眼痂，用生理盐水洗净，再滴入抗生素眼药水或眼膏，一日数次，并加服鱼肝油预防干眼症；患儿畏光，避免强光刺激。每日观察耳道有无分泌物，防止眼泪及呕吐物流入耳道，引起中耳炎；随时清除鼻腔内分泌物，分泌物多，黏稠时易形成鼻痂，可用生理盐水、矿物油将棉签润湿后，轻轻拭除，保持鼻腔通畅。

③观察患儿出、退疹顺序。本患儿发热 3d 后，颜面、躯干与四肢相继出

现红色斑丘疹。发病第 3d 口腔内出现柯氏斑。入院第 2d 体温正常,第3d 按出疹顺序出现糠状脱屑伴暗褐色色素沉着。患儿整个病程符合麻疹出,退疹规律。

(4)监测病情 麻疹并发症较多,护理时应注意密切监测病情,及早发现并立即配合医师进行处理。患儿出现持续高热、咳嗽加剧、呼吸困难及肺部细湿啰音等为并发肺炎的表现;患儿出现声音嘶哑、犬吠样咳嗽、吸气性呼吸困难及三凹征等,为并发喉炎的表现;患儿出现抽搐、意识障碍、脑膜刺激征等为并发脑炎的表现。

(5)防止感染传播

①管理传染源:麻疹传染性极强,患者是唯一的传染源,感染早期病毒在患者呼吸道大量繁殖,通过患者的呼吸、咳嗽、喷嚏排出体外,经呼吸道进行传播。密切接触者亦可经污染病毒的手、玩具、异物等接触传播。人群普遍易感,以 6 个月至 5 岁小儿发病率高,易感者接触患者后 90%以上发病;病后获得持久免疫力。麻疹患儿需隔离至出疹后 5d,并发肺炎者延长至出疹后 10d。对接触麻疹的易感儿应隔离观察 3 周,并给予被动免疫。

②切断传播途径:患儿房间应定时通风,每日进行空气消毒。患儿衣物及玩具应在阳光下暴晒 2h。医护人员接触患儿前后应洗手、更换隔离衣。

(6)健康教育麻疹传染性较强,并发症较多。

①向患儿家长讲解麻疹的发病经过、常见的并发症和预后,讲解相应的护理知识。

②向患儿家长讲解麻疹的消毒隔离知识,及隔离的重要性,使其能积极配合治疗。

③向患儿家长讲解麻疹的预防知识。

【相关知识讨论】

1. 麻疹的临床特征性表现有哪些?

答:(1)发热:多为中度以上发热,热型不一。

(2)上呼吸道感染症状:在发热同时出现咳嗽、喷嚏、咽部充血等,特别是流涕、结膜充血、眼睑水肿、畏光、流泪等症状是本病的特点。

(3)麻疹黏膜斑:是麻疹早期具有的特征性体征,一般在出疹前 1~2d

出现。开始时见于第二磨牙相对应的颊黏膜上，为直径 0.5~1.0mm 的灰白色小点，周围有红晕，常在 1~2d 内迅速增多，可累及整个颊黏膜，于出疹后 1~2d 迅速消失。

2. 如何预防麻疹？

答：麻疹是由麻疹病毒引起的一种急性出疹性呼吸道传染病。本病传染性强，几乎所有未接受免疫的儿童接触麻疹病毒后都会发病，病后大多数可获得终生免疫。随着我国普遍使用使用麻疹减毒活疫苗进行预防接种，麻疹的发病率已显著下降。

①控制传染源：对麻疹患儿要早发现、早报告、早隔离、早治疗，一般患儿隔离至出疹后 5d，合并肺炎患儿延长至出疹后 10d。接触麻疹的易感儿，应检疫观察 3 周，并给予被动免疫。

②患儿曾住房间应通风并用紫外线照射，患儿衣物、玩具等用物在阳光下暴晒 2h。在流行期间易感儿应避免去公共场所。

③保护易感人群：我国规定麻疹减毒活疫苗的初种年龄为生后 8 个月，8 个月以上未患过麻疹者均应接种麻疹减毒活疫苗，7 岁时进行复种。此外，根据麻疹流行病学情况，在一定范围内、短时间内对高发人群开展强化免疫接种。疫苗需要冷藏保存和运送，2℃~8℃避光保存，否则影响疫苗效价。凡在 6 周内接受过丙种球蛋白者，推迟 3 月接种。有接种禁忌症者，暂缓接种。对于年幼体弱的易感儿接触麻疹病人后，可采取被动免疫。在接触麻疹病人后 5 日内注射人血丙种球蛋白者，可防止发病，剂量 3ml（或每次 0.25ml/kg），若剂量采用 0.05ml/kg，则仅能减轻症状，接触 6d 后注射，则达不到上述效果，被动免疫有效期 3~8 周。以后采取主动免疫。

3. 麻疹与风疹及猩红热的主要区别有哪些？

答：（1）病原体不同：麻疹为麻疹病毒感染。

风疹为风疹病毒感染。

猩红热为乙型溶血性链球菌感染。

（2）全身症状及其他特征：

麻疹：中高热，呼吸道卡他性炎症，发热 2~3d 口腔内出现麻疹黏膜斑，即柯氏斑。

风疹：全身症状轻，耳后、枕部淋巴结肿大并有触痛。

猩红热：高热，中毒症状重，咽峡炎、杨梅舌，扁桃体炎，环口苍白圈。

(3)皮疹特点：

麻疹：红色斑丘疹，出疹顺序自头面部→颈部→躯干→四肢，疹间皮肤正常，退疹后有褐色色素沉着及细小脱屑。

风疹：斑丘疹，自面部→躯干→四肢，退疹后无色素沉着及脱屑。

猩红热：皮肤弥漫性充血，上有密集的针尖大小丘疹，持续 2~3d 退疹，退疹后全身大片脱皮。

(4)发热与皮疹的关系：

麻疹：发热 3~4d 出疹，出疹期热更高，热退疹渐退。

风疹：发热半天至 1d 后出疹。

猩红热：发热 1~2d 出疹，出疹时高热。

4.麻疹最常见的并发症是什么？

答：(1)肺炎：是麻疹患儿最常见的并发症，也是麻疹患儿死亡的主要原因。多见于 5 岁以下患儿。由麻疹病毒本身引起的间质性肺炎常在出疹及体温下降后消退。继发性肺炎的病原体多为细菌，常见金黄色葡萄球菌，肺炎链球菌等，故易并发脓胸和脓气胸。

(2)喉炎：麻疹患儿常有轻度喉炎的表现，疹退后症状逐渐消失。当继发细菌感染时，由于患儿喉腔狭小，黏膜层血管丰富，结缔组织松弛，喉部组织明显水肿，分泌物增多，临床出现声音嘶哑，犬吠样咳嗽、吸气性呼吸困难及三凹症，严重者因喉梗阻而窒息死亡。梗阻者应及早行气管插管或气管切开。

(3)心肌炎：轻者仅有心音低钝，心率加快和一过性心电图改变，重者可出现心力衰竭，心源性休克。

(4)麻疹脑炎：一般在出疹后 2~6d 发生，患儿的临床表现和脑脊液改变与病毒性脑炎相似。脑炎的轻重与麻疹轻重无关。

5. 典型麻疹患儿的临床分期有哪些？

答：(1)潜伏期：一般为 6~18d，平均 10d 左右，接受过主动或被动免疫者可延长至 3~4 周。潜伏期末可有低热，全身不适。

(2)前驱期：又称出疹前期，起病急，从发热开始至出疹，常持续 3~4d。主要表现如下：

①发热：多为中度发热，热型不一；小儿也可引起高热或伴惊厥。

②上呼吸道感染症状（黏膜卡他性炎症）：在发热的同时出现咳嗽、喷嚏、咽部充血等，特别是流涕、结膜充血、眼睑水肿、畏光、流泪等症状是本病的特点。

③麻疹黏膜斑：是麻疹早期具有特征性的体征，具有麻疹早期诊断价值。一般在出疹前 1~2d 出现，开始时见于第二磨牙相对应的颊黏膜上，为直径约 0.5~1.0mm 的灰白色小点，周围有红晕，常在 1~2d 内迅速增多，可累及整个颊黏膜，于出疹前 1~2d 迅速消失。麻疹黏膜斑的形成是因病毒繁殖引起口腔黏膜下水肿，并形成多核巨细胞，黏膜上层坏死便混浊而呈现的小白点。

④部分病例可有一些非特异性症状，如全身不适、食欲减退、呕吐、腹泻等；偶见皮肤荨麻疹、隐约斑疹或猩红热样皮疹，在出现典型皮疹时消失。

（3）出疹期：一般于发热后 3~4d 开始出疹，持续 3~5d。出疹顺序，至上而下，呈泼水样；皮疹先见于耳后发际，渐及额、面、颈，向下蔓延至胸、背、腹及四肢，最后皮疹到达手掌与足底，一般 2~5d 出齐。皮疹初期为淡红色斑丘疹，压之褪色，为充血性皮疹，少数病例皮疹压之不褪色，呈出血性皮疹；皮疹初发时稀疏、色淡，疹间皮肤正常，以后逐渐融合成片，色加深呈暗红色。此时全身中毒症状加重，体温可突然高达 40℃~40.5℃，咳嗽加剧，伴嗜睡或烦躁不安，重者有谵妄、抽搐。面部水肿、皮疹、眼部分泌物增多，甚至粘连眼睑不易睁开，流浓涕，上述表现之面貌称为“麻疹面容”。舌乳头红肿，全身浅表淋巴结和肝脾轻度肿大，此期肺部可闻及干、湿啰音，X 线检查提示，肺纹理增粗或弥漫性肺侵润改变。

（4）恢复期：一般为 3~5d。若无并发症发生，出疹 3~4d 后，即皮疹出齐后，全身症状逐渐好转，体温 1~2d 降至正常。精神食欲好转，呼吸道炎症迅速减轻，皮疹按出疹顺序消退，并留有糠麸样细小脱屑及淡褐色色素沉着，以躯干为多，1~2 周退干净。若无并发症，典型的麻疹全程 10~14d。

6. 非典型型麻疹有哪几种？

答：（1）轻型麻疹：主要见于体内尚有一部分免疫力者，如潜伏期内接受过丙种球蛋白或出生 8 月以内有母亲被动抗体的婴儿。症状轻，麻疹黏膜斑不典型或不出现,无并发症。

(2)重型麻疹:主要见于营养不良、继发严重感染者。体温持续 40℃以上,中毒症状重。部分患儿疹出不透,色暗淡,或皮疹骤退、四肢冰冷、血压下降出现循环衰竭的表现。此型患儿常伴有肺炎,心力衰竭等并发症,死亡率高。

(3)异形麻疹:主要见于接种过麻疹减毒活疫苗而再次感染者。患儿持续高热、乏力、肌痛、头痛或伴有四肢水肿,皮疹不典型,易发生肺炎。

(4)无皮疹型麻疹:多见于应用免疫抑制剂者。全病程无皮疹,无麻疹黏膜斑,呼吸道症状可有可无,可轻可重。

7. 简述麻疹患儿的发病机制?

答:麻疹病毒通过呼吸道进入人体, 在呼吸道上皮细胞和局部淋巴组织中繁殖并有少量病毒进入血液,形成第一次病毒血症;此后病毒在单核-巨噬细胞系统中繁殖活跃,并再次大量侵润血液,形成第二次病毒血症,侵犯脾、胸腺、肺、肝脏、肾脏消化道黏膜、结膜和皮肤等,引起广泛损伤而出现一系列临床表现。由于免疫反应受到抑制,常并发喉炎,支气管肺炎或导致结核病复燃,特别是营养不良或免疫功能缺陷的患儿,可发生重型麻疹,或因严重肺炎、腹泻、脑炎等并发症而导致死亡。

8. 麻疹患儿的治疗要点有哪些?

答:(1)一般治疗:卧床休息,保持室内适当温度,避免直接吹风。给予足够的水分和易消化富营养的食物,保持水、电解质平衡,必要时静脉补液。经常清洁口、眼和皮肤。

(2)对症治疗:高热时可酌情使用退热剂,但应避免急骤,特别是在出疹期。烦躁时可适当给予镇静剂。体弱病重儿早期丙种球蛋白注射或静注。频繁剧咳可用镇咳祛痰剂或雾化吸入。继发细菌感染者可给抗生素。

(3)其他:维生素 A 有免疫调节作用,能增强对麻疹病毒产生抗体反应,减低营养不良的麻疹患者的发病率及死亡率。对营养不良患儿提倡常规使用。

(4)并发症的治疗:有并发症者,给予相应治疗。

9. 患儿出院后应注意哪些方面?

答:(1)家庭隔离 1 周,患儿出疹后 5d 出院,因并发肺炎,仍具有传染性,需家庭隔离护理。患儿房间每日通风，衣物每日在阳光下暴晒。

(2)进食易消化、营养丰富的饮食。

(3)注意皮肤、眼、口腔、鼻、耳道卫生。

(4)勿带患儿去人多的公共场所。

(5)如有异常，及时就诊。

参考文献

[1]崔焱.儿科护理学.第5版.人民卫生出版，2014.11

[2 雷家英，李亚农. 实用儿科护理学. 中国协和医科大学出版社，2005.2

[3]焦卫红. 儿科护理教学查房. 人民军医出版社，2014.3

[4]吴星恒.儿科查房掌中宝.2006.2

(李凤茹)

病例2 水 痘

【病例汇报】

一、患儿病情简述

杨××,男,4岁,患儿因2d前面部及躯干部发现多量红色斑丘疹,伴低热,部分可见水泡。就诊于当地医院,给予扑尔敏口服,效果欠佳,皮疹增多,部分破溃。为求进一步诊治,随就诊于儿科急诊,急诊以"水痘继发皮肤感染"收住。

二、相关化验检查

门诊血常规:白细胞 $5.15\times10^9/L$;血红蛋白128g/L;红细胞 $4.29\times10^{12}/L$;淋巴细胞占比37.1%;中性粒细胞占比62.3%;血小板 $302\times10^9/L$。

三、医疗诊断

水痘继发皮肤感染。

四、治疗经过

患儿入院后积极完善相关检查,隔离患儿,给予抗感染,对症治疗,皮疹结痂,无新皮疹出现,患儿精神可,准予出院。

【护理查房】

查房日期:2015年4月25日16:00

一、入院护理评估

(1)一般资料

姓名:杨×× 性别:男 年龄:3岁4月

籍贯:甘肃皋兰县

(2)现病史:发热1d,皮疹1d。

（3）既往史：平素体健，否认外伤及手术史，否认传染病史及其接触史，无青霉素、先锋霉素等药物过敏史，否认输血及血液制品史。

（4）个人史：第1胎，第1产，足月，自然分娩，出生体重3.7kg。生长发育同一般同龄儿。按计划预防接种，无不良反应。

（5）家族史：父母体健，家人无糖尿病史，家族中无G-6-PD缺乏，地中海贫血或其他遗传病史。

（6）护理体格检查

T:37.5℃，P:100次/分，R:28次/分，BP:88/50 mmHg，W:16kg。神志清楚，精神欠佳。瞳孔两侧等大等圆、对称，对光反射灵敏，角膜反射存在，巩膜无黄染。面色红润，口唇干燥，咽部稍充血，营养状况可，体位自如。颜面部及躯干皮肤可见散在红色斑丘疹，疹间皮肤正常，部分皮疹成圆形或椭圆形水泡样，泡体透明，周围伴有红晕。部分皮疹破溃，继发感染。肺部呼吸音清，未闻及干湿性啰音。心音有力，心律齐、稍快、未闻及杂音。腹平软，无腹肌紧张及压痛。四肢活动度正常，无脊椎畸形。神经系统检查无异常。

二、问答部分

1. 该患儿入院时的护理诊断/问题是什么？

答：（1）皮肤完整性受损　与水痘病毒引起的皮损及继发感染有关。

（2）体温过高　与病毒血症有关。

（3）潜在的并发症　肺炎、脑炎、败血症及继发皮肤感染。

（4）有传播感染的不能　与呼吸道分泌物及疱液排出有关。

2. 该患儿的护理目标是什么？

答：（1）患儿体温降至正常。

（2）患儿皮疹消退，皮肤完整，无感染。

（3）患儿不发生并发症或并发症得到及时处理。

（4）防止感染性传播扩散。

3. 该患儿的护理措施是什么？

水痘是自限性疾病，一般预后良好。无合并症时以一般护理和对症护理为主，为避免留有疤痕，皮肤护理是关键。

（1）生活护理　卧床休息到热退、症状减轻。保持室内空气新鲜，温湿度适宜，衣被清洁，不宜过厚，以免患儿不适而增加皮肤瘙痒感。勤换内衣，保持皮肤清洁干燥。给予富含营养的清淡饮食，多饮水，保证机体足够的营养。

（2）减轻皮损，恢复皮肤的完整性。

①剪短指甲，小婴儿可戴连指手套，以免搔破皮疹，引起继发感染或留下疤痕。

②为减少皮疹瘙痒，可在疱疹未破溃处涂炉甘石洗剂，或5%碳酸氢钠溶液；疱疹已破溃者、有继发感染者，局部用抗生素软膏，或遵医嘱口服抗生素控制感染。

（3）降低体温　患儿中、低度发热时，不必用药物降温。如有高热，可用物理降温或适量的退热剂。但忌用阿司匹林，使用阿司匹林有增加 Reye 综合征的发病危险，因此水痘感染时不易用阿司匹林退热。

（4）监测病情　水痘是自限性疾病，临床过程一般顺利，偶可发生播散性水痘，并发肺炎，心肌炎，应注意观察及早发现，并予以相应的治疗和护理。

（5）预防感染传播

①管理传染源：隔离患儿至皮疹全部结痂为止。易感患儿接触后应隔离观察 3 周。

②保护易感儿：保持室内空气新鲜，托幼机构应做好晨间检查、空气消毒。水痘减毒活疫苗能有效减低易感儿发生水痘，其保护率高，并可持续 10 年以上。对正在使用大剂量激素、免疫功能受损、恶性病患儿及孕妇，在接触水痘后 72h 内肌肉注射水痘-带状疱疹免疫球蛋白，可起到预防或减轻症状的作用。

（6）健康教育：水痘患者是唯一的传染源，主要通过空气飞沫经呼吸道传染。水痘传染性强、皮疹瘙痒明显，所以应向家长介绍水痘皮疹的特点、护理要点及隔离的重要性，以取得家长的配合。对社区人群进行相关知识宣教，重点应加强预防知识教育，如流行期间避免易感儿去公共场所。介绍水痘患儿隔离时间（隔离患儿至全部皮疹结痂），使家长有充分的思想准备，以免引起焦虑。无并发症的患儿可在家中隔离治疗，指导家长进行皮肤护理，防止继发感染，并给予患儿足够的水分和营养。

【相关知识讨论】

1. 典型水痘皮疹特点有哪些?

答：典型水痘：潜伏期一般为 2 周左右，前驱期一般为 1d 左右，表现为发热，厌食等，次日出现皮疹。其皮疹特点如下：

(1)皮疹陆续分批出现，由红色斑疹→丘疹→疱疹→结痂，疱疹壁薄，疱液先透明而后混浊，可出现脐凹现象。壁薄，易破，痒感重。在 3~5d 内，可同时见到斑疹、丘疹、疱疹、结痂各型皮疹。

(2)皮疹呈向心性分布，躯干多，四肢少。

(3)皮疹也可见于头皮、口腔黏膜、睑结膜及生殖器等处。

2. 什么是先天性水痘综合征及新生儿水痘?

答：(1)先天性水痘综合征：孕母在 28 周前患水痘，可使胎儿患先天性水痘综合征。导致患儿多发性先天畸形，表现为出生体重低、疤痕性皮肤病变、肢体萎缩、视神经萎缩、白内障、智力低下等，易患继发性细菌性感染。患儿多在 1 岁内死亡，存活者留有严重神经系统伤残。

(2)新生儿水痘：母亲在产前 5d 内患水痘，可导致新生儿出生后 5~10d 可发病，易形成弥漫性水痘，甚至引起死亡。新生儿水痘的皮疹有时酷似带状疱疹的皮疹。

3. 重症水痘有哪些特点?

答：多发生在恶性疾病或免疫功能低下的患儿，患儿皮疹分布广泛，持续高热，全身中毒症状明显。其分型如下：

(1)大疱型：皮疹分布广泛，可融合成直径达 2~7cm，易继发金黄色葡萄球菌感染和脓毒血症。

(2)出血型：出血型疱疹，皮下、黏膜有瘀斑，可伴有身体其他部位的出血。

(3)坏死型：皮肤坏死，全身中毒症状严重。

(4)播散型：病变播散累及内脏，多见于免疫功能低下的患者。

4. 水痘的并发症有哪些?

答：(1)水痘常见的并发症是皮肤细菌感染，如脓疱疮、蜂窝组织炎等，由此可导致败血症，结痂后有时可留有浅疤痕。

(2)水痘肺炎,原发性水痘肺炎多见于成年人,继发性细菌性肺炎多见于儿童患者。

(3)水痘肝炎,ALT 升高,少数有黄疸或肝性脑病(Reye 综合征)。

(4)水痘脑炎,多于出疹后 1 周出现,发病率低于 1‰,病死率约 5%。

(5)心肌炎、心包炎、心内膜炎、肾炎等少见。

5. 水痘的治疗要点有哪些?

答:(1)保持皮肤清洁,局部搽阿昔洛韦软膏,使疱疹结痂快,防止继发感染。

(2)皮肤瘙痒时,可用 5%碳酸氢钠或炉甘石洗剂,口服抗组胺药物如扑尔敏 0.4mg/kg·d,分 3 次口服。

(3)肌肉注射维生素 B_{12}0.05~0.1mg/次,用 3~5d。

(4)抗病毒:抗病毒药物首选阿昔洛韦,应尽早使用,一般应在皮疹出现 48 小时内开始。口服每次 20mg/kg,每日分 4 次服用。重症患儿及免疫缺陷患儿应静脉给药,每次 10~20mg/kg,每 8 小时 1 次。每次静脉滴注时间不少于 1h,稀释浓度不得超过 5mg/ml;疗程 7d 或 48h 无新皮疹为止。另外,早期使用 α-干扰素能较快抑制皮疹发展,加快病情恢复。

(5)继发感染时应及早选用敏感的抗生素。

6. 简述水痘的病原及其传播途径?

答:水痘(chickenpox,varicella)是有水痘-带状疱疹病毒(varicella-zoster virus,VZV)引起的一种传染性极强的出疹性疾病,患儿感染后可获得持久的免疫力,但以后可以发生带状疱疹。水痘-带状疱疹病毒属疱疹病毒科 α 亚科。人是唯一宿主,此病毒在体外抵抗力弱,对热、酸和各种有机溶剂敏感,不能在痂皮中存活。

水痘患者是唯一的传染源,病毒存在于患儿上呼吸道鼻咽分泌物及疱疹液中,主要通过空气飞沫经呼吸道传染,也可通过接触患者疱疹浆液而感染。孕妇临产时感染可经胎盘传给胎儿,而至先天性水痘。从出疹前 1~2d 至病损结痂为止,均有很强的传染性。人群普遍易感,主要见于儿童,以 2~6 岁为发病高峰。本病四季均可发病,但以冬、春季多见。

7. 小儿如何预防水痘?

答:(1)控制传染源:水痘患儿应在家隔离疱疹全部结痂或出疹后 7d。接触水痘的易感者应留检 3 周。流行期间避免易感儿去公共场所。

（2）被动免疫：对高危人群的接触者，如应用免疫抑制剂者、骨髓移植的受体应被动免疫。母亲分娩前5d内患水痘的新生儿，应用丙种球蛋白0.4~0.6ml/kg或水痘-带状疱疹免疫球蛋白0.1ml/kg肌肉注射，可减低水痘的发病率，减轻症状。

主动免疫：对于易感人群注射水痘减毒活疫苗进行主动免疫，效果满意。

8. 简述水痘的发病机制？

答：水痘-带状疱疹病毒经口、鼻或眼结合膜侵润人体，在局部黏膜及淋巴组织内繁殖，2~3d后进入血液，形成第一次病毒血症。如患儿的免疫力不能清除病毒，则病毒可到达单核-巨噬细胞系统内再次增殖后入血，形成第二次病毒血症，引起个气管病变。主要损害部位在皮肤和黏膜，偶尔累及内脏。皮疹分批出现与间隙性病毒血症有关。皮疹出现1~4d后，产生特异性细胞免疫和抗体，病毒血症消失，症状随之缓解。首次感染水痘的儿童，病毒可经皮肤感觉神经纤维向心传入脊髓背侧神经根和三叉神经节的神经细胞内并潜伏于其中，再次激活时引起带状疱疹。

9. 什么是Reye综合征？

答：Reye综合征（下称RS）即急性脑病合并内脏脂肪变性综合征。是一种急性、一时性、可逆性和自限性疾病。主要发生于小儿，偶见于成年人。其发病机制尚不清楚，线粒体损伤和酶活性丧失是其病理基础。病理改变主要是弥漫性脑水肿、重度的肝脂肪变性，肝脏肿大，质地坚实。其特征为急性脑病、脑水肿和内脏（尤其是肝脏）脂肪浸润。线粒体损伤及其酶活性减低是RS的病理生理基础。常于呼吸道、胃肠道病毒感染及水痘之后发病，表现为持续性呕吐、惊厥、意识障碍等脑病症状，有肝功能障碍，但可无肝病症状。轻症可恢复，或有后遗症，重者于数日内死于脑病。目前发病率有显著下降，有部分病例大多不典型。

Reye综合征病因尚不清楚，发病机制主要与线粒体功能的广泛损害有关。病毒感染，尤其是水痘病毒、B型流感病毒、副流感病毒易诱发，流行病学研究发现黄曲霉中毒、服用水杨酸盐亦为本病重要的诱发因素，随着水杨酸盐作为退热剂应用的显著减少，Reye综合征的发病率也显著降低。此病因由Reye等于1963年首先报道，故称Reye综合征。

参考文献

[1]崔焱.儿科护理学.第5版.人民卫生出版社,2014.11

[2]雷家英,李亚农. 实用儿科护理学. 中国协和医科大学出版社,2005.2

[3]吴星恒.儿科查房掌中宝.2006.2

(李凤茹)

病例 3　手足口病

【病例汇报】

一、患儿病情简述

杨×，男，2 岁 9 个月，主因发热 2d，热峰不详，无烦躁、呕吐、抽搐症状，手足可见皮疹，无咳嗽、咳憋、鼻扇、发绀等症。自行口服药物（具体药物名称及剂量不详）治疗及输液后患儿症状未见好转，为进一步诊治就诊于儿科门诊，以“手足口病”收住入院。

二、相关化验检查

血常规：白细胞:8.88×10^9/L；血红蛋白 116g/L；红细胞 4.0×10^{12}/L；淋巴细胞占比 38.4%；中性粒细胞占比 55.1%；血小板 329×10^9/L；静脉血气分析未见异常；肝、肾功能及其他检查未见异常。

三、医疗诊断

手足口病。

四、治疗经过

患儿入院后给予完善相关检查，严密观察病情变化，隔离患儿，给予抗病毒，对症治疗，无并发症发生。患儿无发热，皮疹消退，准予出院。

【护理查房】

一、入院护理评估

（1）一般资料

姓名：杨×　　　　性别：男　　　　年龄：2 岁 9 个月

籍贯：甘肃兰州市

（2）现病史：发热 2d，手足可见皮疹

(3)既往史:平素体健,否认外伤及手术史,否认传染病史及其接触史,无青霉素、先锋霉素等药物过敏史,否认输血及血液制品史。

(4)个人史:第1胎,第1产,足月,剖宫产,出生体重3.95kg。生长发育同一般同龄儿。按计划预防接种,无不良反应。

(5)家族史:父母体健,家族中无家族性传染病及遗传病史,无类似病史。

(6)护理体格检查

T:36.5℃,P:126次/分,R:24次/分,BP:86/48 mmHg,W:18kg。神志清楚,精神欠佳。瞳孔两侧等大等圆、对称,对光反射灵敏,角膜反射存在,巩膜无黄染。面色红润,口唇干燥,无紫绀,咽部充血,双侧扁桃体可见I°肿大,表面未见脓性分泌物。营养状况可,体位自如。手足可见皮疹肺部呼吸音粗,未闻及干湿性啰音。心音有力,心率齐、稍快、未闻及杂音。腹平软,无腹肌紧张及压痛。四肢活动度正常,无脊椎畸形。病理反射未引出,生理反射存在。神经系统检查无异常。

二、问答部分

1. 该患儿入院时的护理诊断/问题是什么?

答:(1)体温过高　与病毒感染有关。

(2)皮肤完整性受损　与病毒引起的皮损有关。

(3)潜在的并发症　脑膜炎、肺水肿、呼吸衰竭、心力衰竭。

2. 该患儿的护理目标是什么?

答:(1)患儿体温降至正常。

(2)患儿皮疹消退,皮肤完整,无破损及感染。

(3)密切观察病情,无并发症或并发症得到及时处理。

3. 该患儿的护理措施是什么?

答:(1)维持正常体温　保持室内适宜温湿度,患儿衣被不宜过厚,汗湿的衣被及时更换。密切检测患儿体温并记录,及时采取药物降温或物理降温措施。鼓励患儿多饮水,以补充高热消耗的大量水分。

(2)口腔、饮食护理　给予患儿营养丰富、易消化、流质或半流质饮食,以减少对口腔黏膜的刺激。保持口腔清洁,进食前后用生理盐水漱口。有口腔溃疡的患儿可将维生素B_2粉剂直接涂于口腔黏膜部位,或涂以碘甘油,以消炎止痛,促进溃疡面愈合。

(3)皮肤护理　保持患儿衣被清洁,剪短患儿指甲以免抓破皮疹。手足皮疹未破溃处涂炉甘石洗剂或5%碳酸氢钠溶液;疱疹已破溃者、有继发感染者,局部用抗生素软膏。臀部有皮疹的患儿,保持臀部清洁干燥,及时清理患儿大小便。

(4)病情观察　密切观察病情,尤其是重症患儿。若患儿出现烦躁不安、嗜睡、肢体抖动、呼吸及心率增快等表现时,提示有神经系统受累或心肺功能衰竭的表现,应立即通知医师,并积极配合治疗,给予相应护理。保持呼吸道通畅,积极控制颅内压,酌情使用糖皮质激素,静脉使用人血丙种球蛋白等治疗。使用脱水剂等药物治疗时,应观察药物的作用及不良反应。

(5)消毒隔离　病房每天开窗通风2次,并定时消毒病房内空气及患儿用物。医护人员接触患儿前后均要消毒双手。尽量减少陪护及探视人员,并做好陪护宣教,要求勤洗手、戴口罩等。

(6)健康教育　应向家长介绍手足口病的流行特点、临床表现及预防措施。不需住院治疗的患儿可在家中隔离,教会家长做好口腔护理、皮肤护理及病情观察,如有病情变化应及时到医院就诊。流行期间不要带孩子到公共场所,并教会孩子养成良好的卫生习惯,加强锻炼,增强机体抵抗力。

【相关知识讨论】

1. 何为手足口病?

答:手足口病是由肠道病毒引起的急性传染病,多发生于学龄前儿童,尤以5岁以下年龄组发病率高。

主要症状表现为手、足、口腔等部位的斑丘疹、疱疹。少数病例可出现脑膜炎、脑炎、脑脊髓炎、肺水肿、循环障碍等,致死原因主要为脑干脑炎及神经源性肺水肿。患者和隐性感染者均为传染源,主要通过消化道,呼吸道和密切接触等途径传播。

2. 手足口病的病原及其传播途径是什么?

答:(1)手足口的病原体以肠道病毒71型(EV71)、柯萨奇A组16型(CoxA16)多见。其中,重症病例多由EV71感染引起。

(2)传播途径:患儿和隐形感染者均为传染源。感染了EV71的患儿会经粪便、唾液或口鼻分泌物排出病毒,所以传播途径主要为粪-口传播、飞沫传播或密切接触传播。通常以发病后 1 周内,传染性最强,患儿的粪便,疱疹液及呼吸道分泌物及其污染的手、日常用物、医疗器具等,均可造成本病的传播。本病多发生于学龄前儿童,尤以 5 岁以下年龄组发病率高。人对肠道病毒普遍易感, 显性感染和隐性感染者后均可获得特异性免疫力,持续时间尚不明确。病毒的各型间无交叉免疫。

2. 手足口病的临床表现有哪些?

答:手足口病的潜伏期多为 2~10d,平均 3~5d。以 EV71 感染为例,根据临床表现可分为以下 5 期:

(1)第 1 期(手足口出疹期)起病急,手、足、口、臀等部位出疹(斑丘疹、丘疹、小疱疹),疱疹周围可有炎性红晕,疱内液体较少。可伴有咳嗽、流涕、食欲不振等症状。部分患儿仅表现为皮疹或疱疹性咽峡炎,个别患儿可无皮疹。此期病例属于手足口普通病例,绝大多数病例在一周内痊愈,预后良好。

(2)第 2 期(神经系统受累期)少数患儿出现中枢神经系统损害,多发生在病程 1~5d 内,表现为精神差、嗜睡、易惊、头痛、呕吐、烦躁、肢体抖动、急性肢体无力颈项强直等。此期病例属于手足口病重症病例重型。大多数患儿可痊愈。

(3)第 3 期(心功能衰竭前期)多发生在病程 5d 内。表现为心率、呼吸增快,出冷汗,面色苍灰,皮肤发花,四肢发凉,指(趾)发绀,血压升高,血糖升高。此期病例属于手足口病重症病例危重型。及时发现上述表现并正确治疗,是降低病死率的关键。

(4)第 4 期(心功能衰竭期)病情继续发展,患儿出现心功能衰竭,多发生在病程 5d 内。表现为心动过速或过缓,呼吸浅促,口唇发绀,咳粉红色泡沫痰或血性液体,持续血压降低或休克。此期病例属于手足口病重症病例危重型。病死率较高。

(5)第 5 期(恢复期)体温逐渐恢复正常,神经系统受累症状和心肺功能逐渐恢复,少数可遗留神经系统后遗症。

3. 手足口病患儿治疗要点有哪些?

答:(1)普通病例:无须住院治疗,注意隔离,避免交叉感染。适当休息,清淡饮食,作好口腔护理和皮肤护理。发热等症状中西医结合治疗。

（2）重症病例：

①控制颅内高压，限制入量，使用甘露醇等脱水利尿剂，以降低颅内高压。

②适当控制液体入量，保持水、电解质、酸碱平衡。

③保证两静脉通道通畅，监测呼吸、心率、血压和血氧饱和度。

④维持血压稳定，及时应用血管活性药物。

⑤根据病情给予氧疗和呼吸支持，宜早期使用呼吸机，进行正压通气或高频通气。

⑥酌情应用丙种球蛋白、糖皮质激素等药物。

⑦保护重要脏器功能，维持内环境的稳定。

⑧监测血糖变化：如血糖>15.0mmol/L，使用胰岛素，控制糖输入速度，持续性高血糖预后不良。

⑨抑制胃酸分泌物：可应用西米替丁、奥美拉唑等。

⑩其他对症治疗，降温、镇静、止惊。密切观察病情变化。

（3）恢复期治疗：给予支持疗法，促进各脏器功能恢复；肢体功能障碍者给予康复治疗。

4. 简述手足口病的发病机制？

答：引起手足口病的肠道病毒可在肠道中繁殖，但通常不引起肠道病症，肠道病毒经上呼吸道和上消化道入侵人体后，在咽部或小肠黏膜等上皮细胞增殖，在转移至局部淋巴组织增殖，释放入血，形成第一次病毒血症；病毒随血流扩散至带有病毒受体的靶组织再次增殖，再次释放入血，形成第二次病毒血症，并引起临床症状。大部分人为隐性感染，产生特异性抗体。少数人因机体免疫力低下，病毒可进入血液产生病毒血症而发病。

参考文献

［1］崔焱.儿科护理学.第5版.人民卫生出版社.2014.11

［2］赵祥文. 儿科急诊医学. 第4版. 人民卫生出版社.2015.7

［3］陶建平，杨思达，邓力，等.重症手足口病的诊断与治疗［J］.中国实用儿科，2009(06)

（李凤茹）

第九章　小儿外科疾病

病例 1　先天性小肠闭锁

【病例汇报】

一、患儿病情简述

李××，女，2d，足月顺产，第 2 胎、第 2 产，出生体重 2.7kg，出生后一般情况良好，无发热、哭闹及拒乳等不适。少量饮水后即出现腹胀，并逐渐加重，呕吐 1 次，家长给予禁食水，生后 24h 无胎粪排出，遂就诊于小儿外科门诊，门诊腹部平片提示“肠梗阻”，即以“先天性肠闭锁(待查)”收住入院。

二、相关化验检查

血常规：白细胞 $14.9\times10^9/L$；红细胞 $4.9\times10^{12}/L$；血红蛋白 156g/L；血小板计数 $208\times10^9/L$；C–反应蛋白 5.2mg/L。腹部 X 提示：肠梗阻；钡灌肠结肠细小，小肠闭锁不排外，建议必要时复查。血、尿常规、凝血功能均正常。

三、医疗诊断

先天性肠闭锁(Ⅰ 型)。

四、治疗经过

患儿入院后，积极完善相关化验检查及术前准备，于入院后第二日在静吸全麻下行剖腹探查术，术中明确诊断为：①先天性肠闭锁(Ⅰ 型)，② 粘连性肠梗阻 。行肠粘连松解、肠切除、肠吻合术。手术顺利，术后安返，给予心电监护、抗炎、静脉高营养等对症治疗，(入住暖箱)精心护理，术后恢复良好，食纳佳，无腹胀，大便正常，无并发症发生，切口Ⅱ/甲愈合，痊愈出院。

【护理查房】

查房时间:2014 年 12 月 25 日 13:00

一、入院护理评估

(1)一般资料

姓名:李××　　　　性别:女　　　　年龄:2d

籍贯:甘肃兰州永登县

(2)现病史:患儿系足月顺产,第 2 胎、第 2 产,出生体重 2.7kg,出生后一般情况良好,无发热、哭闹及拒乳等不适。但出生后 24h 无排胎粪排出,小便正常,生后少量饮水后即出现腹胀,并逐渐加重,呕吐 1 次,家长给予禁食水。

(3)既往史:否认外伤手术史,否认肝炎结核等传染病接触史,否认输血及使用血液制品史,否认惊厥史。

(4)个人史:第 2 胎,第 2 产,足月顺产,否认生后窒息缺氧史,出生体重 2.7kg,生后禁食中,无毒物、疫区接触史,无疫源感染史。

(5)家族史:父母体健,家族中无遗传病史。

(6)护理体格检查:(术后第二天)

T:36.8℃,P:120 次/分,R:35 次/分,BP:66 /40 mmHg,W:2.7kg。患儿入住暖箱,箱温 31℃,湿度 55%,给予头高足低半坡卧位,神智清楚,精神反应好。面色及全身皮肤黏膜轻微黄染,经皮测胆红素,前额 8.6mg/dl、前胸 7.7mg/dl、腹部 6.3 mg/dl,无皮疹及出血点,皮肤弹性良好,毛发分布正常,全身淋巴结未触及肿大,头颅大小正常,无畸形。前囟 2.0cm×2.0cm,平软无张力。眼窝无凹陷,结膜无充血,巩膜无黄染,双侧瞳孔等大等圆,对光反射灵敏。耳鼻无畸形,外耳道正常。口唇无发绀,口腔黏膜无溃疡,无疱疹。咽部无充血,双侧扁桃体无肿大,表面无脓性分泌物,留置 6 号胃管固定稳妥通畅置入 20°,尾端连接 5ml 注射器,每 2h 抽吸 1 次,抽出墨绿色液体平均 3ml/h。胸廓无畸形,心前区无隆起,心尖波动无弥散,心界无扩大,心音有力,节律整齐,各瓣膜听诊区未闻及病理性杂音。胸部听诊双肺呼吸音清,呼吸节律正常,双侧呼吸动度一致。腹部稍膨隆,腹式呼吸存在,未见肠型及蠕动波,腹部切口敷料包扎完好无渗血及渗液,腹腔引流管固定稳妥通畅，引出 sme 淡黄色液体。腹肌柔软，无压痛及反跳痛，全腹未触及包块，肝脾肋下未触及肿大。叩诊无移动性浊音，肠鸣音较弱。肛门及外生殖器无畸形。脊椎、四肢无畸形，各关节活动如常。右手背穿刺静脉留置针，静脉高营养液输液泵泵入，泵速 16ml/kg.h，通畅无渗漏。神经系统检查觅食、拥抱、非对称性颈紧张等原始反射存在，病理反射未引出。

二、问答部分

1. 该患儿主要的护理诊断/问题是什么？

答：(1)有误吸的危险　与患儿呕吐有关。

(2)体液不足　与患儿禁食、呕吐、胃肠减压有关。

(3)营养失调　低于机体需要量，摄入不足有关。

(4)舒适的改变　与腹胀，腹痛有关。

(5)潜在的并发症　吸入性肺炎、电解质紊乱、伤口裂开、吻合口瘘、肠穿孔等。

2. 该患儿护理目标是什么？

答：(1)保持患儿呼吸道通畅，发生误吸时能及时处理。

(2)患儿体温维持在正常范围之内。

(3)患儿体液量得到补充和维持，及时纠正脱水和电解质紊乱。

(4)有效的胃肠减压，腹胀及呕吐症状得到缓解。

(5)无并发症发生或早期发现能及时处理。

(6)患儿术后 5d 能正常饮食。

3. 该患儿的术前护理措施是什么？

答：(1)病情观察和护理

①入住暖箱，给予头高脚低斜坡卧位，根据患儿体温和体重调节箱温，湿度保持在 55%~65%。观察患儿生命体征、面色哭声、尿量、精神状态及反应，有发热或体温不升及时给予相应处理。

②肩部垫一小枕，充分打开气道，头偏向一侧，保持患儿呼吸道通畅，防误吸。给予鼻导管吸氧，氧流量 0.5~1L/min，或箱式吸氧 5~6 L/min。

③准确记录出入量，观察腹胀情况，遵医嘱急查血生化、血气，合理静脉补液，液体输入速度不易过快或过慢，纠正脱水后 5ml/kg·h 速度输入。

④遵医嘱留置胃管，进行持续胃肠减压减少胃肠胀气，降低肠腔内压

力，观察引流液的颜色、量、性状并记录。观察有无腹胀加重及腹肌紧张。

（2）密切观察病情，给予心电监护及经皮血氧饱和度监测，观察有无生命体征变化，如有异常及时报告医生处理。

（3）积极完善相关化验检查，备术。

（4）健康教育　向家长讲解疾病相关知识及以往治疗成功的病例，树立其信心，积极配合治疗及护理。

4. 该患儿的术后护理措施是什么？

答：（1）病情的观察和护理。

①持续心电监护及经皮血氧饱和度监测、注意患儿的意识情况，皮肤黏膜颜色及温度、四肢末梢循环等情况，每 2h 翻身拍背 1 次。入住暖箱，全麻清醒后给予头高脚低斜坡卧位，根据患儿体温和体重调节箱温，湿度保持在 55%~65%，有发热或体温不升及时给予处理。

②肩部垫一小枕，充分打开气道，头偏向一侧，保持患儿呼吸道通畅，防误吸。给予鼻导管吸氧，氧流量 0.5~1L/min。或箱式吸氧 5~6 L/min，必要时遵医嘱给予雾化吸入，促进手术时由于气管插管造成气道黏膜损伤恢复或稀释痰液易于排出。

③观察患儿腹部体征及肠蠕动恢复情况，加强翻身，观察腹肌张力程度，有无呕吐、腹胀，腹胀者遵医嘱给予肛管排气或给予甘油灌肠帮助患儿排便。

④禁食期间严格记录 24h 出入量，遵医嘱复查血生化、血气等，合理补液，预防或纠正水电解质紊乱。输注静脉高营养液期间每 6~8h 监测 1 次血糖，保持空腹血糖在 3.9~6.1mmol/L。

⑤保持伤口敷料清洁干燥，防止尿液浸湿敷料。

（2）饮食护理　肠蠕动恢复肠切口愈合后遵医嘱人工喂养，停输静脉高营养液。

（3）管道的护理　保持胃管和腹腔引流管固定稳妥通畅，术后 1~2d 引出墨绿色胃液，第 3d 开始逐渐减少，胃液逐渐清亮，第 5d 给予少量温开水后无呕吐腹胀，即拔出胃管。腹腔引流袋每 3d 更换一次，防止腹腔引流液逆流入腹腔引起腹腔内感染，术后 5d 进食无需含口漏，拔出腹腔引流管。

（4）健康教育　教会家长喂养技巧，合理喂养。交代出院后复诊，定期到儿童保健科进行体检及早期发育干预，促进患儿身心发育。

5. 该患儿在术前和术后全麻清醒后为什么都采用头高足底半斜坡卧位？

答：(1)使膈肌下降，胸腔容量扩大，减轻腹腔内脏器对心肺的压力，有利于呼吸。

(2)术后使腹腔内渗出液流入盆腔，促使感染局限，便于引流，同时还可防止感染向上蔓延引起膈下脓肿。

(3)减少腹壁缝合口的张力，缓解疼痛，促进舒适，有利于伤口愈合。

【相关知识讨论】

1. 什么是先天性肠闭锁？

答：先天性肠闭锁是一种常见的先天性消化道畸形，是指从十二指肠到直肠间发生的肠道先天性闭锁，发病率约为 1/5000，男女发病率相似，其发病机理尚不清楚，闭锁部位多发生于回肠，其次发生于空肠和十二指肠，结肠闭锁较少见，另有 10%~15%的患儿为多发性闭锁。肠闭锁按 Martin 分类法分为 4 型：Ⅰ型为膜状闭锁；Ⅱ型为盲袋型闭锁，两端肠管有纤维索带连接；Ⅲa 型为盲带完全分离，肠系膜呈"V"形缺损；Ⅲb 型为 Apple-peel 闭锁，Ⅳ型为多发性闭锁。

2. 新生儿胃肠减压的方法及新进展？

答：研究发现持续胃肠减压有效的负压吸引压力值为 -5~-7kPa，传统的负压吸引装置由于压力过大会引起新生儿胃出血、胃黏膜损伤等症状，所以较少采用。我院小儿外科新生儿胃肠减压采用 5ml 注射器抽吸胃液，因其吸力较小，抽吸胃液的过程中不会损伤新生儿的胃黏膜，而且容易准确记录引流液的量。姜春、涂国芳等人报道采用自制的引流容器用 50ml 一次性注射器，取下针头并抽出针栓，将其针栓上的橡皮取下套入针筒内缘 50ml 刻度处，再将针头从橡皮中间插入，注射器乳头连接 F8 胃管即可。为了维持有效的胃肠减压，每 4~6 h 冲洗胃管，检查胃管是否在胃内或堵管，此方法具有良好的引流效果，呕吐发生例数和胃出血发生率低，计量操作方便，认为是新生儿胃肠减压的优选方式 。

参考文献

[1]王卫平，毛萌，李廷玉.儿科学.第8版.北京:人民卫生出版社，2013.

[2]胡亚美，江载芳.诸福棠实用儿科学.第7版.北京：人民卫生出版社,2012

[3]朱开梅，曹玉刚. 胃肠手术后胃肠减压负压吸引器的最佳压力值研究[J]. 护理学，2009，16:7-8.

[4]姜春，涂国芳. 两种引流装置在新生儿胃肠减压中的应用[J]. 四川医学，2014，11:1468-1469.

[5]王世平，辛文琼.小儿外科护理手册[M].科学出版社，2011

（李桂荣）

病例 2　腹股沟斜疝

【病例汇报】

一、患儿病情简述

梁××，男，2 岁，家长诉 1 年前发现患儿右侧腹股沟区出现一鸽蛋大小肿物，肿物于患儿哭闹、咳嗽、活动后出现，安静、平卧休息、局部按压后可消失。右侧腹股沟区无疼痛，无腹痛、腹泻等症状，皮肤无破溃。发病后在当地社区门诊就诊，给予疝气带加压包扎治疗，治疗效果差，使用疝气带时肿物不出现，停止使用后肿物仍间断出现，并逐渐增大，就诊于小儿外科门诊，以“右侧腹股沟斜疝”收住入院。

二、相关化验检查

胸片结果回报，胸廓对称、气管居中，两肺纹理增重，肺野透光尚均等，心影大小、形态如常，膈肌光滑，肋膈角锐利；肺功能检查：潮气呼吸功能正常；肝肾功能、凝血功能、乙肝、丙肝、艾滋、梅毒等传染病、血、尿 常规均正常。

三、医疗诊断

右侧腹股沟斜疝。

四、治疗经过

患儿入院后积极完善相关化验检查，术前准备就绪后在静吸全麻下行腹腔镜右侧内环口结扎术，术中发现左侧存在隐性斜疝，同时给予手术治疗。手术顺利，术毕安返病房，给予补液，对症治疗，切口Ⅰ/甲愈合，治愈出院。

【护理查房】

查房时间：2015 年 7 月 25 日 11:00

一、入院护理评估

（1）一般资料

姓名：梁××　　　　性别：男　　　　年龄：2岁

籍贯：甘肃兰州市

（2）现病史：家长诉1年前发现患儿右侧腹股沟区出现一鸽蛋大小肿物，肿物于患儿哭闹、咳嗽、活动后出现，安静、平卧休息、局部按压后可消失。右侧腹股沟区无疼痛，无腹痛、腹泻等症状，皮肤无破溃。发病后在当地社区门诊就诊，给予疝气带加压包扎治疗，治疗效果差，使用疝气带时肿物不出现，停止使用后肿物仍间断出现，并逐渐增大。

（3）既往史：既往体健，否认外伤手术史，否认肝炎结核等传染病史，否认输血及使用血液制品史。

（4）个人史：第1胎，第1产，足月顺产，否认生后窒息缺氧史，出生体重3.3kg，否认病理性黄疸史，母乳喂养，3个月添加鱼肝油及钙剂，4~5个月添加辅食，父母亲抚养。按计划免疫接种，无不良反应。

（5）家族史：父母体健，家族中无遗传病史。

（6）护理体格检查：（术后第二日）

T:36.7℃，P: 102次/分，R：26次/分，BP：99/60mmHg，W：11kg，患儿神志清楚，精神好，面色红润，口唇无发绀，全身皮肤黏膜无黄染、皮疹及出血点，皮下脂肪丰满，弹性良好，毛发分布正常，睑结膜无苍白、充血，角膜无浑浊，双侧瞳孔等大等圆，直径约3mm，对光反射灵敏。耳鼻无畸形，外耳道正常。口腔黏膜正常，咽部无充血。胸廓无畸形，三凹征（-），心前区无隆起，心尖波动无弥散，心界无扩大，心音有力，节律整齐，各瓣膜听诊区未闻及病理性杂音。胸部听诊双肺呼吸音清，呼吸节律正常，双侧呼吸动度一致，腹部伤口敷料包扎完好，无渗血及渗液，腹式呼吸存在，未见肠型及蠕动波，腹肌柔软、无压痛及反跳痛，肝脾肋下未触及肿大，叩诊无移动性浊音，肠鸣音正常。脊椎及四肢关节无异常，神经系统查体无异常。

二、问答部分

1. 什么是腹股沟斜疝及病因？

答：在正常发育情况下，于出生后不久腹膜鞘状突逐渐萎缩、闭锁，仅在睾丸附近形成睾丸固有鞘膜。如果腹膜鞘状突不闭塞而继续开放，肠管可沿腹膜鞘状突从内环穿过腹壁、斜行经过腹肌间的腹股沟管，从外环穿出至皮下进入阴囊即形成了先天性腹股沟疝，也叫斜疝。腹膜鞘状突的闭锁过程在生后 6 个月还可继续。腹膜鞘状突开放的婴儿并不都形成疝，只有在婴儿腹壁肌肉不够坚强，常用力哭闹、便秘、咳嗽等情况使腹腔内压力增高时，才可促进疝的形成。

2. 疝气带有用吗？腹股沟斜疝应如何治疗？

答：(1)疝气带不推荐于小儿，长期使用可压迫精索，影响同侧睾丸发育，同时损伤皮肤，并有疝气带下拟内容物嵌顿的可能。

(2)一般的可复性疝并不影响小儿的生长发育，6 个月以内的婴儿的小型疝有自愈的可能，如不能自愈或未予治疗则逐渐增大，妨碍患儿运动，并且随时有嵌闭的可能，年龄越小，嵌闭率越高，危险性越大，其合并精索扭转或受压，造成睾丸坏死，故应早期手术治疗。新生儿及 6 个月以下婴儿疝囊菲薄，解剖关系不清，手术易发生疝囊撕裂、精索损伤，且有自愈可能，如无反复嵌顿，手术年龄以 1 岁左右比较合适，如不治疗可影响小儿肾功能，睾丸发育及体育运动，对生理及心理发育均不利。

3. 该患儿的护理诊断是什么？

答：(1)舒适度的改变　与患儿腹股沟区肿块、伤口疼痛有关。

(2)潜在的并发症　疝气嵌顿、肠绞窄坏死、阴囊血肿、疝术后复发。

4. 该患儿的护理目标是什么？

答：(1)患儿腹股沟区无肿块及疼痛。

(2)未发生并发症或发生并发症能及时发现并处理。

5. 该患儿术前护理措施是什么？

答：(1)安抚患儿尽量避免和减少哭闹、剧烈运动等防止腹内压增加，观察患儿腹部体征的变化、肿块局部情况，及时发现有无并发症并处理

(2)如手法复位需要观察腹部体征。

(3)遵医嘱抽取血标本送检，完善相关检查。

(4)术前 4h 禁水、6h 禁食。

(5)仔细清洗患儿阴囊及会阴部皮肤及脐孔。

(6)向家长详细讲解术前及术后注意事项，取得家长的配合。

6. 该患儿术后护理措施是什么？

答：(1)严密观察伤口有无渗血、渗液，保持伤口敷料清洁干燥，避免大小便污染伤口，并注意观察伤口周围有无皮下气肿及腹痛、腹胀等。

(2)注意观察患儿阴囊有无肿胀、青紫，如有肿胀、青紫用“丁”字带托起。

(3)合理镇痛，安抚患儿，术后 3 个月内尽量避免引起腹内压增高的因素，术后 1 个月门诊复诊。

(4)麻醉未清醒前给予平卧位，鼻导管吸氧(氧流量 0.5~1L/min)，保持呼吸道通畅，头偏向一侧，严密观察心率、呼吸、血压，血氧饱和度，发现异常立即处理。麻醉清醒后 4~6h 即可半卧位，给予少量饮水后如无呕吐可进食流质饮食，但避免牛奶豆制品等产气食物，术后第二日恢复正常饮食。

7. 该患儿术后吸氧的目的是什么？

答：在腹腔镜手术过程中，需要注入 CO_2 形成人工气腹，但在 CO_2 气腹条件下，CO_2 经腹膜大量吸收入血，血中 CO_2 分压可迅速增高，导致高碳酸症，其严重程度大于成人，用鼻导管吸氧以纠正全麻术中与术后 CO_2 弥散入血所产生的高碳酸血症和呼吸性酸中毒。

【相关知识讨论】

1. 小儿腹股沟疝有哪些临床表现？

答：(1)可复性包块：常在患儿行走、咳嗽、哭闹时出现，患儿休息、平卧后肿块消失，按压肿块后可回入腹腔内。

(2)肿块还纳后可扪及缺损处，患儿咳嗽时可有膨胀性冲击感。

(3)疝内容物嵌顿：肿块突发时，平卧或手法推挤不能回复肿块，患儿明显腹痛，哭闹不安，继而患儿出现呕吐、腹胀、便秘等肠梗阻症状，如长时间肠管不能回纳腹腔，可发展为绞窄性疝，出现肠管缺血坏死等严重并发症。

2. 微型腹腔镜治疗小儿腹股沟斜疝与传统的手术治疗有何优势？

答：小儿腹股沟斜疝是小儿外科最常见的疾病。由于小儿腹股沟管薄弱的因素，故无需修补，只需腹腔镜下行内环口结扎即可达到根治目的。传统开放手术游离疝囊时需将精索分开，因此精索动静脉血管及输精管易受到损伤。由于小儿发育不全，腹外斜肌腱膜薄，解剖层次不清晰，术中髂腹下神经和髂腹股沟神经比成人更易损伤。此外，精索旁有蔓状静脉丛在其前外侧，输精管和动脉在其内，提睾肌在其四周，多数小儿疝囊菲薄，极易撕裂，且剥离疝囊时，精索血管受损大，故解剖需十分仔细，有时难以寻找，易损伤精索血管、输精管和神经、提睾肌，造成局部血肿，术后发生不同程度的阴囊肿胀，疤痕粘连，导致睾丸萎缩。甚至有资料表明，开放手术即使精索血管未受损伤，仍有 2.3%~15%的患儿出现睾丸发育不良或萎缩。如误切输精管，则会降低患儿成年后的生育能力。应用微型腹腔镜治疗小儿腹股沟斜疝最大的优点是行缝扎内环口鞘突管时，无需破坏腹股沟区解剖结构，不破坏提睾肌，不游离精索，因而可避免因血管神经受损引起的缺血性睾丸萎缩。由于腹腔镜有放大作用，可清晰显示内环口周围的精索血管及输精管。缝合时只需稍加注意，完全能避免损伤。皮肤切口细小，仅 0.15~0.4cm，不留瘢痕。因此腹腔镜较传统手术优越，患儿切口小、损伤小、疼痛轻、康复快、手术时间及住院时间短，操作简单、安全，可同时发现并处理对侧隐性内环口未闭的优势。

参考文献

[1]诸福棠.实用儿科学[M].人民卫生出版社，2012

[2]李幸霞，张玲月，韩蓉，等. 腹腔镜手术治疗 34 例小儿卵巢囊肿的护理[J]. 中华护理杂志，2009，02:154-155.

[3]姚干，杨庆堂，张庆峰，等. 微型腹腔镜治疗小儿腹股沟斜疝 6100 例报告[J]. 腹腔镜外科杂志，2011，01:18-20.

[4]PerlsteinJ，DuBoisJJ.Theroleoflaparoscopyinthemanagementofsuspected recurrentpediatrichernias[J]. JPediatrSurg，2000，8：1205-1 208

（李桂荣）

病例3 先天性肥厚性幽门狭窄

【病例汇报】

一、患儿病情简述

吕××,女,1月,出生后10d出现呕吐,呕吐物为所食奶汁,未见黄色液体,呕吐呈喷射状,由口鼻喷出,呕吐后患儿饥饿感强烈再次觅食,发病后就诊于当地医院,给予输液对症治疗(具体不详),治疗后呕吐无缓解。随患儿生长进食奶量增加,呕吐量增加,现已满月,患儿消瘦,体重增长缓慢,就诊于儿外科门诊,行胃肠道B超检查,提示:先天性肥厚性幽门狭窄多考虑,门诊以“先天性肥厚性幽门狭窄”收住入院。

二、相关化验检查

彩色多普勒超声(胃肠道)检查所见:患儿幽门部长约21mm,幽门直径15mm,幽门肌层5.6mm。印象:幽门回声异常考虑为先天性肥厚性幽门狭窄。上消化道造影检查所见:胸、腹部透视示腹部肠道部分积气,部分充气呈管状。经胃管注入稀释后的硫酸钡制剂,见胃呈钩形,其内可见较多食糜混合影。腔壁线光滑、连续,未见明显的充盈缺损或龛影。翻转体位可见少量造影剂缓慢通过幽门,胃窦部呈“尖角”样改变,幽门管显影欠佳。患儿取右侧卧位约15min后点片示胃内造影剂残留,可见极少量造影剂进入十二指肠。印象:先天性肥厚性幽门狭窄多考虑。血常规提示:血红蛋白102g/L,肝肾功能、凝血功能无异常;乙肝、丙肝、梅毒、艾滋等传染病检查无异常;尿、粪常规均正常。

三、医疗诊断

先天性肥厚性幽门狭窄。

四、治疗经过

患儿入院后积极完善相关化验检查，B 超及上消化道造影均提示幽门肥厚性狭窄，于入院第二日在静吸全麻下行剖腹探查术，幽门环肌切开松解术，术中见幽门管肥厚增生，颜色苍白，符合肥厚性幽门狭窄，行幽门环肌切开术，手术过程顺利，术后安返病房，心电监护，输液支持治疗后，术后第一日开奶，患儿纳奶好，无呕吐及腹胀，切口Ⅰ/甲愈合，无意外及手术并发症发生，于术后 7d 出院。

【护理查房】

查房时间：2015 年 8 月 12 日 15:00

一、入院护理评估

（1）一般资料

姓名：吕×× 性别：女 年龄：1 个月

籍贯：甘肃平凉市

（2）现病史：主诉出生后 10d 出现呕吐，呕吐物为所食奶汁，未见黄色液体，呕吐呈喷射状，由口鼻喷出，呕吐后患儿饥饿感强烈再次觅食，发病后就诊于当地医院，给予输液对症治疗（具体不详），治疗后呕吐无缓解。随患儿生长进食奶量增加，呕吐量增加，现已满月但消瘦，皮下脂肪菲薄，体重增长缓慢。

（3）既往史：否认出生后窒息缺氧抢救史，否认外伤史，否认手术史，否认肝炎传染病史，否认输血及使用血液制品史。

（4）个人史：第 1 胎，第 1 产，足月顺产，出生体重 2.8kg，否认病理性黄疸史，母乳喂养，出生时已接种卡介苗和第一针乙肝疫苗。

（5）家族史：父母体健，家族中无遗传病史。

（6）护理体格检查：（入院第一天）

T:37℃，P: 128 次/分，R：30 次/分，BP：66/40mmHg，W:3.2kg，患儿神志清楚，精神欠佳，面色及全身皮肤黏膜无黄染、皮疹及出血点，皮下脂肪菲薄，弹性欠佳。头颅大小正常，无畸形。前囟 1.0cm×1.0cm，平软，无张力，毛发分布正常。眼窝无凹陷，睑结膜无苍白、充血，角膜无浑浊，巩膜无黄染，双侧瞳孔等大等圆，对光发射灵敏，耳鼻无畸形，外耳道正常。口腔黏膜正常，咽部无充血，双侧扁桃体无肿大。颈部双侧对称，颈静脉无怒张，颈软无抵抗，气管居中。胸廓无畸形，心前区无隆起，心尖波动无弥散，心界无扩大，心音有力，节律整齐，各瓣膜听诊区未闻及病理性杂音。胸部听诊双肺呼吸清，呼吸节律正常，双侧呼吸动度一致，腹部检查上腹部膨隆，下腹部平坦，腹式呼吸存在，未见肠型及蠕动波，腹壁静脉无显露，腹肌柔软无压痛及反跳痛，全腹未触及明显包块，肝脾肋下未触及肿大。叩诊无移动性浊音，肠鸣音正常。脊椎及四肢关节无异常，神经系统查体无异常。

二、问答部分

1. 该患儿的护理诊断/问题是什么？

答：(1)有误吸的危险　与患儿呕吐有关。

(2)体液不足　与疾病所致呕吐和摄入量不足有关。

(3)喂养低效　与患儿幽门管腔狭窄，食物通过障碍有关。

(4)有皮肤完整性受损的可能　与患儿消瘦有关。

(5)潜在的并发症　伤口感染、吸入性肺炎、胃肠黏膜出血等。

2. 该患儿的护理目标是什么？

答：(1)保持气道通畅，围手术期未发生误吸或误吸后能及时处理。

(2)患儿的体液量得到补充和维持，及时纠正水和电解质紊乱。

(3)皮肤完整性好，无破损。

(4)患儿进食后无呕吐，体重增长良好。

(5)患儿住院期间无并发症发生或发生并发症能及时处理。

3. 该患儿术前护理措施是什么？

答：(1)观察患儿呕吐的量、呕吐方式、次数及性质，备好吸引装置。

(2)观察患儿有无脱水征象，如眼眶凹陷，皮肤皱褶，尿量减少，遵医嘱及时抽取血标本送检，合理安排补液顺序及速度，纠正患儿水电解质紊乱，记录24h出入量。

(3)观察患儿呼吸状况，如有吸入性肺炎对应做好呼吸道管理及静脉输入抗生素。

(4)少量多次喂养，每次喂奶后抱起患儿拍背至患儿打嗝，为避免呕吐物吸入气管，患儿应采取头高脚低斜坡侧卧位，评估患儿营养状况，贫血及低蛋白血症患儿遵医嘱输入红细胞或白蛋白，直至血红蛋白和白蛋白正常。观察患儿体重变化，每 1~2d 称 1 次体重。

(5)注意保暖，防止新生儿硬肿症的发生。穿柔软棉质衣裤，勤翻身。保护骨隆突部位。

(6)做好术前准备，术前评估患儿胃潴留程度，梗阻严重的患儿需要用温盐水洗胃，洗胃次数视梗阻的严重程度而定。

4. 该患儿的术后护理措施是什么？

答：(1)病情的观察和护理。

①术后持续心电监护至患儿生命体征平稳，鼻导管吸氧 0.5~1L/min。

②加强保暖，并注意皮肤护理。

③观察患儿呕吐情况，术前症状和体征是否缓解或消失，一般术后 2~3d 内仍有呕吐现象，无需特殊处理，应继续观察呕吐的性质、量和次数；如患儿呕吐频繁，应及时通知医生处理。

④观察患儿腹部体征的变化；观察腹部是否膨隆、腹肌张力程度以及肛门是否排便排气，禁食期间记录 24h 出入量。

⑤观察消化道功能恢复情况：如吞咽、吸收排便情况，定期测量体重，观察患儿皮下脂肪较术前有无增厚。

(2)饮食与营养。

①一般术后第一天开始口服糖水，每 2h 一次，每次 10~15ml。喂 2~3 次无呕吐后，试喂少量牛奶或母乳，逐渐增加奶量，于术后 3~5d 加至正常需要量。对术后早期仍有呕吐的患儿，应适当延长禁食时间，在试喂期间切勿让患儿进食过快，以免吞入大量气体而诱发呕吐。

②体位和活动　术后 6h 低斜坡卧位休息，注意保暖，6h 后可抱起患儿离床活动。

③术后持续胃肠减压 12~24h，有胃黏膜损伤者术后留置胃管时间应更长。

(3)健康宣教。

①指导家长在患儿呕吐时立即将患儿头偏向一侧，并及时清除口鼻分泌物，通知医护人员，避免患儿误吸。

②加强患儿营养，指导家长正确的喂养方法，关注患儿体重增长状况。

③术后 1 个月后门诊复诊，如出现反复呕吐及时复诊。

5. 该患儿可能出现的并发症有哪些？如何护理？

答：(1)伤口感染　观察患儿生命体征特别是体温的变化；观察患儿伤口有无红肿、渗液，一旦出现应立即通知医生换药；观察患儿血常规指标是否处于正常范围。

(2)胃肠黏膜出血　观察患儿呕吐物颜色、性状，如有血性液应立即通知医生处理。

(3)吸入性肺炎如果患儿呼吸急促、呼吸困难、青紫、鼻翼煽动、三凹症等情况，如有及时通知医生，并做好呼吸道管理及病情观察。

【相关知识讨论】

1. 什么是先天性肥厚性幽门狭窄？

答：先天性肥厚性幽门狭窄（congenital hypertrophic pyloric stenosis,CHPS）是由于幽门环肌增生肥厚，使幽门管腔狭窄而引起的上消化道不完全梗阻性疾病。发病率约 1/3000 或 1/5000，占消化道畸形的第 3 位。第 1 胎多见，男性多见，男女发病率之比为 5:1，患儿多为足月儿，未成熟儿较少见。

2. 先天性肥厚性幽门狭窄病因和发病机制是什么？

答：先天性肥厚性幽门狭窄病因和发病机制至今尚未清楚，一般认为与以下因素有关：

(1)遗传因素　本病为多基因遗传性疾病，父亲或母亲有本病史者，其子代的发病率可高达 7%左右；母亲有本病史的子代发病机会比父亲有本病史者为高。

(2)胃肠激素及其他生物活性物质紊乱　一些研究观察到，患儿幽门环肌中的脑啡肽、P 物质和血管活性肠肽有不同程度的减少；患儿血清胃泌素、前列腺素水平增高；使用外源性前列腺素 E 维持动脉导管开放时容易发生幽门狭窄；患儿幽门组织一氧化氮合酶减少等。

(3)先天性幽门肌层发育异常　在胚胎 4~6 周幽门发育过程中，肌肉发育过度，导致幽门肌，尤其是环肌肥厚而致梗阻。

3. 先天性肥厚性幽门狭窄治疗有何新进展？

答：陈建雷，吴缤等报道探讨经脐单一部位腹腔镜下幽门环肌切开术治疗小儿先天性肥厚性幽门狭窄 30 例安全可靠，疗效满意，切口隐蔽且美观，术后随访 3~6 个月，生长发育均恢复正常，脐部外观美观，几乎无法观察到手术瘢痕。术中在脐部置入 5 mm trocar，放置腹腔镜，在脐环皱褶旁右侧放置 2 个 3 mm trocar，先后置入电钩、抓钳和幽门分离器，完成幽门环肌切开术，30 例手术顺利完成，无中转开腹。手术时间 25~55 min，(35.9±12.1)min。无并发症发生。术后 6 h 拔除胃管，从喂糖水逐渐过渡至喂奶，术后住院 3~6 d，(3.8±1.1)d。

参考文献

[1]胡亚美，江载芳.诸福棠实用儿科学[M].第 7 版.人民卫生出版社，2012

[2]王卫平，毛萌，李廷玉.儿科学[M].第 8 版.北京：人民卫生出版社，

[3]王世平，辛文琼.小儿外科护理手册[M].科学出版社，2011

[4]陈建雷，吴缤，孙庆林等. 经脐单一部位腹腔镜手术治疗小儿先天性肥厚性幽门狭窄 30 例[J].中国微创外科杂志，2015，04:312-317

（付仲霞）

病例 4　小儿急性阑尾炎

【病例汇报】

一、患儿病情简述

赵 XX，女，9 岁，患儿入院前 1d，无明显诱因上腹部出现持续钝痛，阵发性加重，伴恶心、呕吐，呕吐物为胃内容物，3~4 次/d，发病后在当地社区就诊，考虑“急性阑尾炎”给予“头孢曲松钠、654-2”输液治疗。治疗后腹痛较前减轻，仍有呕吐。为进一步治疗，于 2015 年 9 月 25 日来门诊就诊，门诊以“急性阑尾炎”收住入院。

二、相关检查

血常规：白细胞 2.69×10^9/L；淋巴细胞百分比 49.8%；血小板计数 350×10^9/ L；单核细胞百分比 8.6%；中性粒细胞百分比 38.2%；淋巴细胞绝对值 1.34×10^9/L。

B 超提示：脐周未探及明显肿大的淋巴结，右下腹探及条状低回声，范围 29mm×7mm，周围未探及明显液性渗出，周边管壁回声增强。

三、医疗诊断

急性阑尾炎。

四、治疗经过

入院后给予禁食水、抗炎、补液营养支持治疗，积极完善术前检查，于 2015 年 9 月 26 日在全麻下腹腔镜阑尾切除术，术后行心电监护，吸氧，抗炎支持治疗。术后患儿恢复好，切口Ⅱ，甲愈合，准予出院，行出院指导。

【护理查房】

查房时间：2015 年 9 月 30 日 16:00

一、入院护理评估

(1)一般资料

姓名:赵 XX　　　　性别:女　　　　年龄:9 岁

籍贯:甘肃兰州市

(2)现病史:患儿入院前 1d,无明显诱因上腹部出现持续钝痛,阵发性加重,伴恶心、呕吐,呕吐物为胃内容物,3~4 次/d,查体右下腹麦氏点有固定压痛,有腹肌紧张表现。

(3)既往史:平素体健,否认外伤史,否认手术史,否认肝炎结核等传染病史,否认食物、青霉素等药物过敏史,否认输血及使用血液制品史。

(4)个人史:第 1 胎,第 1 产,足月剖宫产,否认生后窒息缺氧史,出生体重 2.6kg,否认病理性黄疸史,混合喂养,3 个月添加鱼肝油及钙剂,7 个月添加辅食,父母亲抚养。按计划免疫接种,无不良反应。生长于原籍,无外地长期居住史。无毒物接触史及疫区、疫源感染史。

(5)家族史:父母体健,家族中无传染病及遗传病史。

(6)护理体格检查:

入院时查体:T:38℃,P:120 次/分,R:28 次/分,Bp:93/51mmHg,W:14.5kg,$SPO_2$94%。患儿神智清楚,精神欠佳。全身皮肤黏膜无黄染、皮疹及出血点,皮下脂肪丰满,弹性良好,毛发分布正常,睑结膜无苍白、充血,角膜无浑浊,双侧瞳孔等大等圆,直径约 3mm,对光反射灵敏,外耳道正常。口唇轻度发绀,口腔黏膜正常,咽部充血明显,双侧扁桃体无肿大,胸部听诊呼吸促,呼吸音粗,喉鸣音明显。呼吸节律正常,双侧呼吸动度一致,脊椎及四肢关节无异常,神经系统查体无异常。专科检查:腹部平坦,腹式呼吸存在,未见胃肠型及蠕动波,腹壁静脉无显露。腹肌紧张,脐周及右下腹压痛尤以右下腹麦氏点为著,局部反跳痛阴性,肠鸣音正常。

二、问答部分

1. 什么是急性阑尾炎?

答:急性阑尾炎是外科常见病,居各种急腹症的首位。转移性右下腹痛及阑尾点压痛、反跳痛为其常见临床表现,但是急性阑尾炎的病情变化多端。其临床表现为持续伴阵发性加剧的右下腹痛、恶心、呕吐,多数病人白细胞和嗜中性粒细胞计数增高。右下腹阑尾区(麦氏点)固定压痛,则是该病重要体征。

2. 急性阑尾炎的临床表现？

答：(1)腹痛：典型的急性阑尾炎初期有中上腹或脐周疼痛，数小时后腹痛转移并固定于右下腹。早期阶段为一种内脏神经反射性疼痛，故中上腹和脐周疼痛范围较弥散，常不能确切定位。当炎症波及浆膜层和壁腹膜时，疼痛即固定于右下腹，原中上腹或脐周痛即减轻或消失。70%~80%急性阑尾炎具有这种典型的转移性腹痛的特点；但也有少数病例发病开始即出现右下腹痛。

(2)胃肠道症状：单纯性阑尾炎的胃肠道症状并不突出。在早期可能由于反射性胃痉挛而有恶心、呕吐，厌食及便秘。

(3)发热：一般只有低热，不超过 38℃，无寒战。

(4)压痛和反跳痛：右下腹压痛是阑尾炎产检的重要体征。腹部压痛是壁腹膜受炎症刺激的表现。阑尾压痛点通常位于麦氏点，即右髂前上棘与脐连线的中、外 1/3 交界处。随阑尾解剖位置的变异，压痛点可相应改变，但关键是右下腹有一固定的压痛点。

(5)腹膜刺激征象：有腹肌紧张，反跳痛和肠鸣音减弱或消失等。

3. 该患儿入院时的护理诊断/问题是什么？

答：(1)体温过高　与炎症有关。

(2)疼痛　与炎症刺激有关。

(3)有受伤的危险　与麻醉未醒、咳嗽和吞咽反射受抑制有关。

(4)体液不足的危险　与禁食禁饮及有关。

(5)伤口疼痛　与手术有关。

(6)焦虑和恐惧　与家属及患儿无思想准备及恐惧手术、担忧手术预后有关。

(7)潜在的并发症　穿孔、腹膜炎、脓肿形成等。

4. 该患儿的护理目标是什么？

答：(1)体温降至正常范围。

(2)患儿自诉疼痛减轻或消失。

(3)无并发症发生或并发症发生后能得到及时治疗与处理。

(4)焦虑及恐惧减轻或消失。

(5)对家长进行疾病健康教育指导，积极配合治疗护理。

(6)减轻患儿医疗恐惧感。

(7)患儿住院期间未发生任何并发症。

5. 该患儿的术前护理措施是什么?

答:(1)病情观察及护理:

①疼痛的护理:倾听患儿及家属有关疼痛的描述,评估疼痛的位置,程度性质及疼痛方式的改变;评估非语言性的疼痛指证:如不安,面部表情异常、出汗等;若患儿主诉疼痛,应采取相应的措施如:安慰患儿,舒适的体位,集中治疗和护理。(在诊断未明确前禁用止疼剂及热敷);遵医嘱禁食、补液、抗感染治疗。

②体温的护理:监测生命体征特别是体温的变化,评估体温升高的程度,提供适当的物理降温,比如:头枕冰袋、凉毛巾冷敷,或口服退烧药等降温措施。观察患儿有无呕吐及大便的情况,及时与医生沟通。

③患儿心理的护理:因患儿年龄较长,心理护理不容忽视。配合患儿尽快适应环境,配合治疗及护理。可以从以下做起:允许家长陪护患儿,多与患儿沟通,讲解疾病相关的知识,集中治疗和护理,减少对患儿的外来刺激,说话轻柔,尽量解答患儿提出的问题,介绍其与病室即将康复出院的小朋友相识,消除其紧张情绪,针对患儿家属及患儿顾虑的原因,给予解释或指导。

④ 遵医嘱抽查血常规及生化标本,禁止灌肠。

(2)饮食与营养　急性期应禁食禁饮,腹胀明显时可实施胃肠减压。保守治疗期间,可根据患儿实际情况,禁食或进食清淡的食物,以调节患儿肠胃功能。

6. 该患儿的术后护理措施是什么?

答:(1)病情观察及护理

①持续心电监护,监测患儿血氧饱和度、心率、呼吸、意识及精神状态,术后最初 6~8h 内每 15~30min 内检查一次, 以后可 1h 巡视记录 1 次至病情平稳,术后 24h 内密切观察生命体征变化。医护人员为患儿拉好床档直至患儿完全清醒,如有受伤发生,应立即通知医生并采取相应的急救措施。如出现躁动不安,适当给予约束。

②疼痛的护理:倾听患儿有关疼痛的描述,评估疼痛的位置,程度性

质；关心陪伴患儿，允许家属陪伴；如患儿生命体征平稳，术后6~8h取半卧位；教会患儿放松的技巧并鼓励参加娱乐活动如：讲故事、听音乐等，以减轻疼痛。如要咳嗽时，指导患儿用手按压伤口；必要时遵医嘱给予止痛剂并观察其效果。

③严密观察患儿伤口有无出血、渗液，保持伤口敷料清洁干燥。如有渗血及渗液发生及时通知医生进行更换敷料。

④观察腹部：观察患儿有无腹胀，听取肠鸣音，注意肠蠕动恢复情况。

⑤观察患儿排便情况，有无里急后重的现象。

（2）饮食与护理

患儿术后暂禁食水，鼓励并协助患儿早期活动，促进肠蠕动恢复，防止腹胀和肠粘连的发生，术后6h协助下床小便。待肛门恢复排气后可进食流质饮食，避免进食牛奶甜食等易引起胀气的食物，少量多餐，逐渐过渡到半流质及普食。

6. 急性阑尾炎分类？

答：（1）单纯性阑尾炎：最轻型。

（2）化脓性阑尾炎：较严重型，占阑尾炎患儿总数的50%以上。

（3）坏疽性阑尾炎：阑尾发黑，坏死。

7. 术后潜在的并发症及护理措施是什么？

答：主要有伤口出血、感染、肠梗阻。

护理措施：评估可能发生的并发症和体征；术后初期监测生命体征，观察患儿面色、四肢循环、伤口敷料情况；鼓励并协助患儿改变姿势，翻身、深呼吸、咳嗽，预防肺不张和肺炎；指导患儿合理饮食，如稀饭、面片等容易消化的食物，由少到多逐渐增加，尽量避免牛奶等产气较多的食物；协助并鼓励患儿早期下床活动。

8. 急性阑尾炎的出院指导？

答：（1）患儿应早期活动，促进肠功能恢复。

（2）术后合理饮食。勿食生、冷食品，包括水果、饮料等；忌暴饮暴食。

（3）如果出现呕吐、腹痛等症状应及早就诊。

【相关知识讨论】

1. 小儿急性阑尾炎具有如下几个方面的特点:

答:(1)伴随上呼吸道到感染以及肠炎的几率要远远高于成年患者。急性阑尾炎的临床表现往往由于这些疾病的固有症状而显得不典型 。

(2)对炎症反应比较灵敏,发热、恶心以及呕吐等全身不良反应以及胃肠道症状出现较早, 而且要比成年患者明显。一般而言, 其发热程度大,发病早期很有可能会出现呕吐症状等。

(3)阑尾壁薄,可由于血运障碍而迅速出现穿孔现象。发病 24 h 之后就诊者其穿孔率可达 50%。

(4)大网膜短且薄,局限感染能力非常差,穿孔之后极易发展成为弥漫性腹膜炎,以致出现严重的全身性中毒症状。

(5)转移性右下腹痛病史常不典型,且腹肌紧张不如成人明显。

(6)不能正确诉说病症,易误诊,死亡率高 。

2. 急性阑尾炎的病因?

答:(1)梗阻:阑尾为一细长的管道,仅一端与盲肠相通,一旦梗阻可使管腔内分泌物积存、内压增高,压迫阑尾壁阻碍远侧血运。在此基础上管腔内细菌侵入受损黏膜,易致感染。梗阻为急性阑尾炎发病常见的基本因素。

(2)感染:其主要因素为阑尾腔内细菌所致的直接感染。阑尾腔因与盲肠相通,因此具有与盲肠腔内相同的以大肠杆菌和厌氧菌为主的菌种和数量。若阑尾黏膜稍有损伤,细菌侵入管壁,引起不同程度的感染。

(3)其他:被认为与发病有关的其他因素中有因腹泻、便秘等胃肠道功能障碍引起内脏神经反射,导致阑尾肌肉和血管痉挛,一旦超过正常强度,可以产生阑尾管腔狭窄、血供障碍、黏膜受损,细菌入侵而致急性炎症。此外,急性阑尾炎发病与饮食习惯、便秘和遗传等因素有关。

3. 小儿急性阑尾炎的特点?

答:(1)病情发展较快而且严重,早期即出现高热和呕吐。

(2)右下腹体征不明显,但有局部明显压痛和肌紧张。

(3)穿孔率高,并发症和死亡率也较高。

4. 急性阑尾炎的并发症？

答：(1)腹膜炎：局限性或弥漫性腹膜炎是急性阑尾炎常见并发症，其发生、发展与阑尾穿孔密切相关。穿孔发生于坏疽性阑尾炎，但也可发生于化脓性阑尾炎的病程晚期。

(2)脓肿形成：是阑尾炎未经及时治疗的后果，在阑尾周围形成的阑尾脓肿最常见，也可在腹腔其他部位形成脓肿，常见部位有盆腔、膈下或肠间隙等处。

(3)内、外瘘形成：阑尾周围脓肿如未及时引流，则可向肠道、膀胱或腹壁突破，形成各种内瘘或外瘘。

(4)化脓性门静脉炎：阑尾静脉内的感染性血栓可沿肠系膜上静脉至门静脉，导致门静脉炎，进而可形成肝脓肿。

5. 腹腔镜手术的优点

答：(1)手术切口小，气腹后术野开阔，容易发现病变，容易寻找异位阑尾；手术对肠管刺激小，术后疼痛轻，胃肠道功能恢复快。

(2)并发症少，不但切口小，而且切除的感染阑尾可经 trocar 套管取出，与切口皮下组织隔离，不易形成切口感染；腹腔内术野清楚，有利于寻找病变，有利吸净脓液，防止残余脓肿。

(3)住院时间短，由于腹腔内的操作简单，对肠管刺激少，肠蠕动恢复快，排气早，使住院时间缩短，住院费用也相应减少。

(4)切口小，几乎没有瘢痕，对患儿，尤其学龄后的儿童和父母的心理损害明显减轻，受到很多儿童和家长的欢迎，腔镜外科医生，除了阑尾周围脓肿的患儿也都愿意采用腹腔镜手术。随着腹腔镜操作技术进一步成熟，腹腔镜手术已逐渐成为小儿急性阑尾炎的标准术式 。

6. 外科快速康复技术运用于小儿急性阑尾炎主要观察的内容？

答：临床指标主要包括术后首次排气时间、排便时间、下床活动时间、住院时间、术后并发症方面如：切口感染、粘连性肠梗阻、腹腔残余感染等。因此，后期逐渐将外科康复技术应用于小儿急性阑尾炎的护理中。

参考文献

[1]胡文清，杜丽. 小儿急性阑尾炎的护理措施[J]. 现代养生，2014，18：172.

[2]彭书芹，邢海云，吕晓菲，等．小儿急性阑尾炎 104 例手术治疗的观察与护理[J].中国误诊学杂志，2008,8(35):6378-6379

[3]卢宗耀，冯力．小儿急性阑尾炎的腹腔镜手术治疗研究[J].现代中西医结合杂志，2014，02:153-155.

[4]苏忠，杨涛，杨奕等．小儿急性阑尾炎腹腔镜与开腹手术的对比研究[J].河北医药，2010，04:438-439.

[5] 李美花．小儿急性阑尾炎术后护理 [J].现代中西医结合杂志，2010，30:3338-3339.

[6]雷俊，肖菊花，杨瑞锦等．快速康复外科在小儿急性阑尾炎中的应用[J].中国现代普通外科进展，2015，01:70-72.

[7]徐润华.现代儿科护理学.人民军医出版社

（李桂荣）

病例 5　先天性巨结肠

【病例汇报】

一、患儿病情简述

种 XX，男，1 岁，家属主诉患儿进行性排便困难约半年余，门诊以“先天性巨结肠”收住入院。

二、相关化验检查

血常规：白细胞 $4.02×10^9/L$；淋巴细胞百分比 62.4%。X 线检查：腹部立位平片示低位结肠梗阻，肠管普遍积气，近端结肠扩张，钡剂灌肠可显示痉挛段及其上方的扩张肠管，排钡差。肝肾功能、凝血功尿、粪常规等检查均正常。

三、医疗诊断

先天性巨结肠。

四、治疗经过

积极遵医嘱给予先天性巨结肠洗肠近 2 周，效果好，行术前准备，于 2015 年 2 月 21 日在全麻下行经肛门先天性巨结肠根治术。术后行心电监护，禁食水，抗炎输液对症支持治疗。3 月 5 日医生查房示：患儿食欲可，无呕吐，腹胀，大小便正常，复查血常规：白细胞 $8.46×10^9/L$；血小板计数 $264×10^9/L$；请示上级医师后，准予出院。嘱 2 周后复查，注意扩肛，注意饮食，避免受凉，门诊随诊。

【护理查房】

查房时间：2015 年 2 月 27 日

一、入院护理评估

（1）一般资料

姓名:种 XX　　　　性别:男　　　　　年龄:1 岁

籍贯:甘肃兰州市

(2)现病史:患儿出现排便困难约半年余,反复出现便秘,2~3d 一次大便,有时伴有腹胀,无发热、呕吐、腹痛等,家长自行予以开塞露刺激可协助排便,入院后给予洗肠术协助排便后,症状稍缓解,家长为求进一步治疗,遂入院治疗。

(3)既往史:平素体健,否认肝炎、结核等传染病史及接触史,否认无手术、外伤史。无青霉素、先锋霉素等药物过敏史,无输血及输血液制品史。

(4)个人史:第 1 胎,第 1 产,足月顺产,否认生后窒息缺氧史,出生体重 3.5kg,否认病理性黄疸史,母乳喂养,3 个月添加鱼肝油及钙剂,7 个月添加辅食,父母亲抚养。按计划免疫接种,无不良反应。

(5)家族史:父母体健,家族中无传染病及遗传病史。

(6)护理体格检查:

入院时查体:T:36.3℃,HR:120 次/分,R:26 次/分,W:8.3kg,$SPO_2$93%。患儿神志清晰,精神好,反应好,全身皮肤黏膜无黄染、皮疹及出血点,皮肤弹性良好,毛发分布正常,睑结膜无苍白、充血,角膜无浑浊,双侧瞳孔等大等圆,直径约 3mm,对光反射灵敏,外耳道正常。轻微腹胀,未见肠型及蠕动波,无压痛,反跳痛,全腹未触及包块,肝脾肋下未触及肿大。四肢肌力、肌张力正常,神经系统无阳性体征。

二、问答部分

1. 先天性巨结肠的病因和病理生理?

答:目前认为本病是多基因遗传和环境因素共同作用的结果。其基本病理变化是局部肠壁肌间和黏膜下神经丛缺乏神经节细胞,致该段肠管收缩狭窄呈持续痉挛状态,痉挛肠管的近端因肠内容物堆积而扩张,在形态上可分为痉挛段、移行段和扩张段 3 部分。根据病变肠管痉挛段的长度,可分为常见型(病变自肛门向上达乙状结肠远端,约占 85%)、短段型(病变局限于直肠下端,约占 10%)、长段型(病变肠段延伸至降结肠以上,约占4%),全结肠型(约占 1%)。

2. 该患儿的护理诊断及护理目标?

答:(1)护理诊断。

①舒适的改变　与排便困难、腹胀有关。

②营养不足　与食欲缺乏、肠道消化吸收不良有关。

③有感染的危险　与营养状况差，抵抗力低下有关。

④潜在并发症—电解质紊乱　与禁食、结肠灌洗液未排出有关。

⑤焦虑（家长）　与家长不了解手术类型，担心预后有关。

（2）护理目标

①3d 内患儿腹胀减轻、自觉舒适。

②让家长认识到患儿存在营养不良，营养状况改善，体重增加。

③患儿没有感染的症状和体征。肛门周围无发红、糜烂。

④无脱水及水中毒，血清电解质正常，无并发症发生。

⑤减轻患儿家长焦虑程度。

3. 针对护理诊断如何实施计划？

答：（1）舒适的改变。

①每天用等渗盐水进行结肠灌洗 1~2 次，操作时动作应轻柔，灌洗过程中注意患儿的反应，洗出液的颜色，洗出与注入液应保持平衡。

②如有呕吐，给予禁食，胃肠减压。

③必要时行肛管排气。

④为患儿提供舒适的环境。

（2）营养不足。

①用 38℃~40℃的生理盐水进行结肠灌洗，使肠道畅通、腹胀消除、食欲增加。

②根据不同年龄阶段提供适当饮食，原则上给予高蛋白、高热量、高维生素、易消化吸收。

③保持病室环境清洁、整齐、无异味。

④少量多餐，尽量满足患儿饮食要求。

⑤必要时给予静脉高营养。

⑥每周测体重 2 次。

（3）有感染的危险。

①每天 2 次行口腔护理；保持床单清洁、干燥、平整、无渣屑。

②加强消毒隔离；每天用消毒液拖地、擦拭用具 2 次；开窗通风 1~2

次，每次 15~30min，避免对流风。

③避免与感冒的患儿接触，减少人员探视，注意保暖，预防上呼吸道感染。遵医嘱使用抗生素。

（4）潜在并发症——电解质紊乱。

①根据患儿巨结肠类型而选择适宜的肛管，灌肠时注意肛管应通过狭窄段。

②保持灌洗液出入基本平衡，禁用清水或高渗盐水灌肠。

③遵医嘱严格掌握灌洗液的量及灌洗次数。一般患儿每天灌洗 1~2 次，采用生理盐水，灌洗量为每次 100ml/kg 左右。

④如有粪结石、大便干结，应给予甘油或 1:2:3 液体保留灌肠，软化大便，需注意及时排出，避免高渗脱水。

⑤结肠灌洗后应严密观察有无呕吐、发热、昏迷等水中毒、脱水的症状出现。

（5）焦虑（家长）。

①医护人员要充分理解患儿家长的心情，及时疏导家长的不良情绪。

②向患儿家长讲解本病的发生，发展及转归，使家长了解有关疾病的知识，积极配合治疗。

③指导家长对患儿进行合理喂养，皮肤护理，使其参与到患儿的护理过程。

4. 先天性巨结肠的临床表现有哪些？

答：（1）症状。

①胎粪便秘　出生后 24~48h 没有胎便排出或只有少量排出。

②新生儿期多见。

③排便困难　约 1/3 的病儿在新生儿期排便正常，待数月后出现顽固性便秘，且进行性加重。部分病儿也可表现为间歇性便秘。

④小肠结肠炎　婴幼儿多见，可出现高热、稀便、腹胀。

⑤全身症状　可出现贫血，营养不良，消瘦，面色苍白，严重者可出现巨结肠危象。

（2）体征。

①腹胀　为最突出的体征。以上腹部最为明显，可见巨大肠型，常伴有

静脉室露。

②通常于插入肛管或括肛后可出现爆破式排气、排便。

③左下腹可触及粪石块状物,肠鸣音亢进。

5. 先天性巨结肠的术后护理?

答:(1)体位　全身麻醉苏醒前患儿应取平卧位,头偏向一侧,保持呼吸道通畅。预防因呕吐导致误吸,甚至引起窒息或吸入性肺炎。床头备好各种抢救药品和器材,确保及时处理应急事件。

(2)病情观察　严密观察患儿生命体征,密切注意体温、心率、血压的变化。观察尿量、皮肤颜色和温度,注意补液量和速度。加强对术后患儿的意识观察:患儿苏醒时易兴奋、哭闹。而麻醉较深者则处于不清醒状态 ,护士应注意防止患儿坠床、误吸等。遵医嘱氧疗,根据患儿痰液情况,适当配合雾化吸入,及时排出痰液,预防肺部感染。

(3)管道护理　手术后常规保留胃管、尿管、引流管、肛管及各种动静脉置管,必须将引流管妥善固定,检查有无牵拉、扭曲、滑脱,必须进行床头交接班,做到责任分明。加强各种引流管护理,并记录引流量和性质,定时挤压引流管,确保引流通畅,如发现异常及时向值班医师报告并协同处理。注意尿管护理,预防尿道感染。

(4)饮食护理　术后禁食 2~3 d,以后给予流质饮食,注意观察患儿有无恶心呕吐、腹胀情况。

(5)肛门护理　注意观察肛管引流情况。术后患儿因肛门异物疼痛不适,多有哭闹,应给予适当止痛或转移注意力,缓解患儿疼痛。巨结肠切除后,由于肠道缩短,大便次数增多,大便刺激肛周皮肤易糜烂, 肛门护理很重要。患儿排便后,及时给予温生理盐水棉球清洁肛周, 同时用 0.25% 的碘伏棉球擦拭,干燥后涂抹氧化锌软膏。

6. 先天性巨结肠术后肛导管的护理是什么?

答: 术后常规放置适当直径的肛导管,一是起到扩肛作用;二是保证排气及分泌物排出通畅,避免腹胀,促进吻合口愈合。所以,术后必须妥善固定肛导管,在肛导管末端连接简易接便袋,及时更换,并注意观察引流物的性状。约束带适当约束患儿双下肢,以免肛导管滑脱, 3~5d 后拔出肛管。

7. 先天性巨结肠术后并发症是什么?

答:(1)会阴部切口感染:因手术切口主要是在肛门直肠齿状线 0.5cm 左右,除了常规应用抗生素预防感染外,会阴部的局部护理也不可忽视。患儿术后取双下肢分开卧位,清洁、消毒时,将两侧臀部分开,充分暴露肛门,用 0.02 % 呋喃西林棉球擦洗,辅助灯烤,保持会阴部清洁干燥,以达到有效预防伤口感染的目的。

(2)小肠结肠炎:此为巨结肠最严重的并发症,主要表现为持续高热、呕吐、腹胀、腹泻,以及做肛检时有大量恶臭粪便和液体排出。为有效预防小肠结肠炎的发生,应进行维持性扩肛,扩肛器涂润滑油,一般选择润滑胶冻或肥皂膏,扩肛器选择应从最小号开始,逐渐至大号,增大至有阻力并见到有微量出血为止。第 2d 扩肛仍从最小号开始,直至达到目标大小和无出血、无阻力为止。

(3)吻合口狭窄:由于该手术是在肛门部操作,为了防止术后刀口形成瘢痕,造成狭窄,必须在手术 2 周后进行维持性扩肛,至吻合口平整柔软为止。扩肛时,应注意动作轻柔,扩肛器不能来回进出,以防损伤肠吻合口或肠管黏膜,在感觉到扩肛器通过肠吻合口,才能收到扩肛的效果。每天坚持扩肛,至少进行 3~6 个月,直到肠吻合口瘢痕软化,日后不会形成狭窄为止。

8. 出院指导?

答:患儿出院后,应指导家长注意保持患儿会阴部清洁,也可外涂氧化锌软膏保护肛周皮肤,以免早期排便次数增多引起肛周炎症。有意识地培养患儿养成按时排便的习惯。定时扩肛、定期复查。饮食可以富含粗纤维的食物,添加辅食,以防便秘。

【相关知识讨论】

1. 巨结肠术后的肛周护理?

答:巨结肠术后易导致肛门狭窄,术后 2 周起常规扩肛治疗。1 次/d,3 min/次。教会家属扩肛的方法,向家属讲明术后扩肛的重要性,让家属体会手指通过吻合口的感觉,坚持扩肛半年左右,直至排便正常,以防肛门狭窄。扩肛期间注意观察患儿面色、有无腹痛,如有发生应立即停止扩肛,及时就诊对患儿进行排便训练 ,尽早恢复正常排便。

2. 灌肠注意事项是什么?

答: 清洁灌肠是术前必不可少的一步 ,直接影响手术效果,所以灌肠中应注意以下几点:

(1)灌肠液应选用生理盐水(40℃为宜),1 次/d,每次用量为 100~150mL/kg,连续灌肠 7~10d,注意勿用清水或高渗盐水,以防水中毒或盐中毒,并保持液体出入量平衡。

(2)因患儿年龄小,肠壁薄,可先通过肛诊了解直肠狭窄长度及肠管走向,选择较软的肛管插管,插管时应动作轻柔,避免暴力插管造成肠壁损伤或穿孔,深度以肛管前端超过狭窄部位为宜,此时会有大量气体排出。

(3)大便干结不易灌洗时,可用 50% 硫酸镁于灌肠前 2~3h 注入结肠内软化粪便,灌肠的同时顺肠管走向轻揉腹部,促进粪便排出。

(4)灌肠中,严密观察病情变化,如灌出液中有血性液体,应立即停止操作,查找原因,警惕发生肠穿孔。

(5)冬季应注意保暖,以免呼吸道感染 。

3. 经肛门行先天性巨结肠根治术的优点有哪些?

答: 手术创伤小,手术时间短,出血量少,恢复快(术后 24h 可正常哺乳),美观(腹部无瘢痕),住院时间短,手术年龄提前,减轻了家长的负担,无经腹手术的一系列并发症如肠粘连、粘连性肠梗阻、腹腔内感染等 。

参考文献

[1]焦卫红裘晓霞.儿科护理教学查房.人民军医出版社,2012.2

[2]徐润华,徐桂荣 ,现代儿科护理学.人民军医出版社,2003

[3]张桂凌,沈靖,张洁.中国现代药物应用.2015 年 6 月.第 9 卷.第 12 期

[4]崔炎.儿科护理学.第 5 版.人民军医出版社,2013

(付仲霞)

病例 6　血管瘤

【病例汇报】

一、患儿病情简述

张 XX，男，7 个月，家属主诉患儿出生后即发现患儿右耳后有红色皮疹，无触痛，未高出皮肤，随着患儿的生长，皮疹周围皮肤逐渐发青，范围扩大，以“右耳后血管瘤”收住入院。

二、相关化验检查

血常规：白细胞 14.25×10^9/L；淋巴细胞百分比 75.4%。肝肾功能、凝血、尿、粪常规等检查均正常。术后病理诊断：毛细血管瘤。

三、医疗诊断

右耳后血管瘤。

四、治疗经过

患儿在静脉全麻下行右耳后血管瘤切除术，术毕行心电监护 6h、、输液支持治疗。治疗 5d 康复出院。

【护理查房】

查房时间：2015 年 4 月 15 日 15:00

一、入院护理评估

（1）一般资料

姓名：张 XX　　　　性别：男　　　　年龄：7 个月

籍贯：甘肃兰州市

（2）现病史：家属主诉患儿出生后即发现患儿右耳后有红色皮疹，无触痛，未高出皮肤，随着患儿的生长，皮疹周围皮肤逐渐发青，范围扩大，

3.0cm×1.5 cm。

(3)既往史:平素体健,否认肝炎、结核等传染病史及接触史,否认无手术、外伤史。无青霉素、头孢类药物过敏史,无输血及输血液制品史。

(4)个人史:第 1 胎,第 1 产,足月顺产,否认生后窒息缺氧史,出生体重3.5kg,否认病理性黄疸史,母乳喂养,3 个月添加鱼肝油及钙剂,7 个月添加辅食,父母亲抚养。按计划免疫接种,无不良反应。

(5)家族史:父母体健,家族中无传染病及遗传病史。

(6)护理体格检查:

入院时查体:T:36.3℃;P:120 次/分;R:26 次/分;BP:89/51mmHg;W:8.3kg。患儿神智清楚,精神好,反应好,全身皮肤黏膜无黄染、皮疹及出血点,皮下脂肪丰满,弹性良好,毛发分布正常,睑结膜无苍白、充血,角膜无浑浊,双侧瞳孔等大等圆,直径约 3mm,对光反射灵敏,外耳道正常。口唇无发绀,口腔黏膜正常,无疱疹。口腔无充血,双侧扁桃体无肿大,表面无脓性分泌物。神经系统查体无异常。右耳后可见约 3.0cm×1.5 cm 大小皮肤颜色发青,形状欠规则,未高出皮面,局部皮肤有红点,压不褪色,无触痛。

二、问答部分

1. 血管瘤的定义及分类?

答:血管瘤是小儿常见的一种皮肤良性瘤,多为先天性。血管瘤主要是由新生的血管组成,根据血管大小可分为三类,即由最细的毛细血管组成的叫毛细血管瘤;海绵状血管瘤以及由大血管组成的多蔓状血管瘤。

2. 该患儿入院时的护理诊断/问题是什么?

答:(1)外在形象的改变　与血管瘤生长的位置有关。

(2)焦虑　与对疾病的担忧有关。

(3)知识缺乏　与家属及年长患儿对疾病的知识不了解有关。

(4)疼痛　与全麻术后伤口有关。

(5)感染　与术后患儿机体抵抗力下降有关。

3. 护理目标

答:(1)患儿外在形象未发生改变。

(2)家属对此疾病能够理解并能够配合。

(3)患儿苦恼烦躁减轻。

（4）术后未发生感染。

4. 该患儿的术前护理？

答：（1）心理护理　患儿年龄小，在陌生的环境里恐惧害怕，所以要做好家属的解释工作，多抱抱患儿，消除家属及患儿的紧张心理，取得合作，达到预期的目的。

（2）了解病情　观察患儿是什么性质的血管瘤，各种检查是否正常。

（3）指导家属加强营养，给予高蛋白、高维生素饮食。增强体质，有利于伤口愈合。

（4）手术前一日备皮，洗澡，更换干净衣服，备皮区域以血管瘤为中心向外扩展 10cm，动作轻柔，切忌将皮肤划破，保持清洁，瘤体上有毛发，应将其剪掉。

（5）术前禁食　手术前 6h 禁食水以防术中呕吐、误吸。术前 30 分钟遵医嘱注射术前用药，测量体温，夜间保证睡眠。

5. 该患儿的术后护理？

答：（1）观察生命体征 手术采用全身麻醉，应去枕平卧，头偏向一侧，密切观察患儿的生命体征，特别是患儿的神志和呼吸，采取鼻导管低流量吸氧。患儿哭闹不止，可给予安抚奶嘴吮吸，双手怀抱婴儿保持水平位，此期父母应陪伴，有利于减轻患儿的焦虑和恐惧心理，患儿长时间哭闹憋气，可以给患儿提供干净的玩具，听一些优美的曲子或欢快的儿歌，分散患儿的注意力。如患儿哭闹严重。应通知医生处理，必要时遵医嘱使用镇静剂。教会患儿的父母怀抱患儿的方法，应让患儿的头枕于父母一只手的肘窝，另一只手托着患儿的臀部，头立起左右，平卧时，应将患儿头偏向一侧，不要挤压患侧，可用软质的枕头，帮助固定体位。如发现患儿呕吐，应及时地清除呼吸道分泌物，保持呼吸道通畅。

（2）切口出血观察　患儿手术后切口敷料应保持干燥，观察敷料是否有出血或渗血，出血或渗血的量和颜色。及时通知医生进行更换敷料。

（3）饮食护理　术后 6h 后可先给予患儿饮水，无恶心呕吐，给予流质饮食。告诉患儿家属应多喝水，保持大便的通畅。进食清淡易消化的高蛋白、高维生素、低脂肪的饮食，术后应补充营养，才有利于伤口的愈合，勿食咖喱、酱油、醋等一些导致色素沉着的调味剂。对较小的婴儿应加强喂养，促进机体恢复。

(4)术后患儿可能有不同程度的发热。如果体温低于 38.5℃，因小儿中枢神经、发育尚未完全，应主要采用物理降温。额部冷敷或用冷疗凝胶擦肢体、腹股沟、腋下等大血管部位。降温后，应密切注意体温变化。高于 38.5℃则有感染的可能，遵医嘱口服药物降温。

【相关知识讨论】

1. 血管瘤治疗方法的选择?

答：对血管瘤主张早期治疗。治疗方法主要有：

(1)手术切除。

(2)冷冻治疗。

(3)放射与放射性核素治疗。

(4)注射治疗。

(5)激光治疗。

(6)介入治疗。

(7)血管瘤铜针疗法。

2. 平阳霉素注射后常见不良反应及护理措施?

答：(1)向患儿介绍平阳霉素的不良反应。主要有：发热，胃肠道反应(恶心、呕吐、食欲不振等)；皮肤反应(色素沉着，角化增厚，皮炎，皮疹)；脱发、肢端麻痛和口腔炎症肺纤维化等。因此，注射后观察一般情况及体温变化，及时作好降温措施。

(2)38.5℃以上者可用退热剂，让患儿多饮水，未超过 38.5℃者不予特殊处理，一般 1~2d 后体温自动恢复正常，观察有无食欲不振、恶心、呕吐、腹泻等胃肠道症状，予以清淡易消化饮食。

(3)对有呕吐现象，呕吐时头偏向一侧，以防呕吐物吸入引起窒息；腹泻症状重者，可给“思密达”口服，每次 1g，每日 3 次，维生素 B_6 静脉给药 3 天，并做好肛周皮肤护理。

3. 血管瘤治疗原则可概括为以下几点：

答：(1)预防或治疗严重危及生命或功能的相关并发症。

(2)预防血管瘤消退后产生的畸形或面容缺陷。

(3)预防溃疡及感染,对已经产生溃疡的患者,促进溃疡愈合,减少瘢痕产生,并缓解疼痛。

(4)减轻患儿及其家属的心理压力。

(5)避免对能够自行消退并且预后较好的病变进行过渡治疗。

参考文献

[1]郑家伟,杨秀娟. 血管瘤的治疗选择[J]. 中国实用口腔科杂志,2009,05:274-279

[2] 邓建鸿. 平阳霉素治疗小儿血管瘤的疗效观察及护理 [J]. 井冈山医专学报,2008,06:54+67

[3]刘文英. 小儿血管瘤研究及诊治现状[J]. 实用儿科临床杂志,2008,11:805-808

[4]李黎,郭修海,尹芳,等. 小儿血管瘤切除术的护理体会[J]. 当代护士(下旬刊),2012,03:64-66.

(付仲霞)

附表

小儿生命体征的正常范围

一、各年龄的小儿呼吸、脉搏如下(次数/分)

年龄	呼吸	脉搏	呼吸:脉搏
新生儿	40~45	120~140	1:3
<1 岁	30~40	110~130	1:3~4
2–3 岁	25~30	100~120	1:3~4
4–7 岁	20~25	80~100	1:4
8–14 岁	18~20	70~90	1:4

二、各年龄心率的平均值及范围(次/分)

年龄	平均值	最小~最大值	年龄	平均值	最小~最大值
出生~	127.9	88~158	3 岁~	108.8	75~133
2 天~	116.5	85~162	4 岁~	100.8	71~133
8 天~	146.0	115~172	6 岁~	91.7	68~125
1 月~	139.5	111~167	8 岁~	88.9	64~123
4 月~	130.0	105~158	11 岁~	82.3	52~115
7 月~	124.8	109~154	男 12~14 岁	77.4	58~102
1 岁~	119.2	85~187	女 12~14 岁	87.3	55~109

血压:正常收缩压(mmHg)=[年龄(岁)×2]+80,舒张压为收缩压的 2/3。

三、正常小儿的尿量

年龄	<2 天	3~10 天	10 天至 2 月	2~12 月	1~3 岁
尿量(ml/24 小时)	30~60	100~300	250~450	400~500	500~600
年龄	3~5 岁	5~8 岁	8~14 岁	>14 岁	
尿量(ml/24 小时)	600~700	650~1000	800~1400	1000~1600	

小儿 24h 尿量<0.8ml/kg.h 或学龄儿童<400ml/m^2、学龄儿童<300ml/m^2、婴幼儿<200ml/m^2 为少尿,30~50 ml/m^2 为无尿或尿闭;14 岁以上 24h 尿量<400ml 或<17ml 为少尿;24h 尿量<100ml 为无尿。小儿尿量>3ml/kg.hr 或>2000 ml/24h,或 14 岁以上>2500 ml/24h 称为多尿。

四、各年龄阶段血液细胞正常值

年龄	Hbg(g/L)	Ret%	WBC(10^9/L)	N	L
脐血	168	5	9.0~30	0.61	0.31
2 周	165	1	5.0~21	0.40	0.48
3 月	120	1	6.0~18	0.30	0.63
6 月~6 岁	120	1	6.0~15	0.45	0.48
7~12 岁	130	1	4.5~13.5	0.55	0.38

血小板计数(PLT):100~300$10^9$/L

参考文献

李冀.儿科住院医师手册.北京:人民卫生出版社

儿童常用实验室检查正常参考值

一、小儿各年龄组血液化验正常值

1. 一般检查

项目	正常值
红细胞(RBC) 新生儿 婴儿 儿童	 $(5.2 \sim 6.4) \times 10^{12}/L$ $(4.0 \sim 4.3) \times 10^{12}/L$ $(4.0 \sim 4.5) \times 10^{12}/L$
血红蛋白(Hb) 新生儿 婴儿 儿童	 180~190g/L 110~120g/L 120~140g/L
血细胞比容 1天 2天 3天 3天至2个月 2个月至6岁 6~12岁	 0.48~0.69 0.48~0.75 0.44~0.72 0.28~0.42 0.30~0.42 0.35~0.45
白细胞(WBC) 新生儿 婴儿 儿童	 $20 \times 10^{9}/L$ $(11 \sim 12) \times 10^{9}/L$ $(8 \sim 10) \times 10^{9}/L$

续表

项目	正常值
白细胞分类	
中性粒细胞(P)	0.50~0.070(新生儿至婴儿期 0.31~0.40)
嗜酸粒细胞(EO)	0.005~0.05
嗜碱粒细胞(Bas)	0.0~0.0075
淋巴细胞(L)	0.20~0.40(新生儿至婴儿期 0.40~0.60)
单核细胞(M)	0.01~0.08(出生后 2~7 天 0.12)
未成熟细胞	0.0(出生后 1~7 天 0.03~0.10)
网织红细胞(百分比)	
新生儿	0.03~0.06
儿童	0.005~0.015
网织红细胞	$(24\sim84)\times10^9/L$
血小板	$(100\sim300)\times10^9/L$
嗜酸细胞绝对数	$(50\sim300)\times10^6/L$

2. 血液物理性质测定正常值

项目	正常值
血容量	新生儿约占体重的 10% 儿童占体重的 8%~10%
新生儿	240~300ml
婴儿	800~1100ml
幼儿	1300~1700ml
儿童	2000~3000ml
血浆体积	
新生儿	144~164ml
1 岁以下	144~270ml
1~4 岁	483~653ml
5~12 岁	891~1590ml
13~16 岁	2030~2610ml

续表

项目	正常值
比重	1.048~1.050(新生儿 1.060~1.085,出生后 2 周开始下降,直至 2~3 岁继续下降);红细胞 1.080;血清 1.030
黏度	全血 3.5~5.0;血清 1. 7~2.1
血清渗透浓度	270~285mmol/L
血细胞比容	0.37~0. 60
红细胞平均体积(MCV)	80~94fl
红细胞平均血红蛋白(MCH)	26~32pg
红细胞平均血红蛋白浓度(MCHC)	32~36g/dl
红细胞平均直径	9~9μm
红细胞容积指数	0.8~1.2
红细胞血色指数	0.8~1.2
红细胞沉降率	1~15mm/h 1~10m m/h(微量)
出血时间	1~ 3min
凝血时间	4~12min(试管法) 3~7min(毛细管法) 2~6min(玻片法)
血管收缩时间	1h 开始,18h 明显收缩,24h 完全收缩
凝血酶原时间	12~15s(同时作正常对照,新生儿延长 2~3s)
红细胞脆性试验	开始溶血 0.42%~0.46%,完全溶血 0.28%~0.32%
毛细血管脆性试验	止血带束臂 5cm 圈内瘀点不超过 10 个

3. 血液生化检验

项目	正常值
钠(Na)	135~145mmol/L
钾(K)	4.1~5.3mmol/L
氯化物(CI)	98~106mmol/L
钙(Ca)	2.25~2.75mmol/L 新生儿 3 日内 2mmol/L
离子钙	1.12~1.27mmol/L
无机磷(P)	1.45~1.78mmol/L
铁(Fe) 新生儿 婴儿 儿童 铁结合力	17.90~44.75mmol/L 7.16~17.90mmol/L 8.95~28.64mmol/L 44. 75~71.60μmol/L(婴儿偏低)
铜(Cu) 锌(Zn) 糖(空腹) 丙酮酸 血酮 甘油三酯 胆固醇	12. 56~20.40μmol/L 7. 65~ 22. 95μmol/L(新生儿偏低) 3. 4~5.6 mmol/L(新生儿偏低) 45~140μmol/L <0. 5 mmol/L 半定量法 <0. 05~0.34mmol/L 定量法 0.39~1.10 mmol/L 3.12~5.70 mmol/L(新生儿、婴儿偏低)
胆红素总量新生儿 1 周内 早产儿 足月儿	3.42~17.10μmol/L <274μmol/L <205μmol/L
结合胆红素	0~ 3. 4μmol/L

续表

项目	正常值
黄疸指数Ⅱ	4~6U
麝香草酚浊度试验(TTT)	1~6U
麝香草酚絮状试验(TFT)	(-)~(+)
脑磷脂胆固醇絮状试验(CCFT)	(-)~(++)
硫酸锌浊度试验(ZnTT)	2~12U
谷草转氨酶(GOT)	<667nmol/(L·S)
肌酸磷酸激酶(CPK)	133~1000mmol/(L·S)
乳酸脱氢酶(LDH)	1. 0~2. 8μmol /(L·S)
葡萄糖-6-磷酸脱氢酶(G-6-PD)	>0. 75
淀粉酶	8~64U
碱性磷酸酶	1. 8~3. 5μmol/(L·S) 300~650mg/L
铜蓝蛋白	(新生儿及婴儿偏低)
非蛋白氮(NPN)	17. 8~28. 6mmol/L
尿素氮(BUN)	2. 5~6. 4mmol/L
肌酸	15~61μmol/L
肌酐	27~62μmol/L
尿酸	119 ~ 327μmol/L
尿素	3. 2~7. 0mmol/L
氨	5.9~35. 2μmol/L
蛋白结合碘(PBI)	0. 32~0. 63μmol/L
血清甲状腺素 T3 T4	115~190μmol/L 65~156μmol/L
甲状腺素结合球蛋白(BG)	15~34mg/L
生长激素	1~5ng/ml(新生儿偏高)

续表

项目	正常值
皮质醇总量 上午 8:00 至 9:00 下午 15:00 至 16:00	(442±276)nmol/L (221±166)nmol/L
皮质酮	3.75~66.4 nmol/L
17-羟皮质类固醇	276~359 nmol/L
蛋白总量 新生儿 儿童	46. 0~70. 0g/L(早产儿偏低) 60~80g/L
白蛋白(A)	35~55g/L
球蛋白(G)	20~30 g/L
白蛋白与球蛋白比值(A/G)	(1.5~2.5):1
黏蛋白	400~909 mg/L

4. 免疫球蛋白(Ig)及补体

项目	正常值
IgA 新生儿 半个月至 6 个月 6 个月至 2 岁 2~6 岁 6~12 岁 12~16 岁	0~22 mg/L 30~820 mg/L 140~1080 mg/L 230~1900 mg/L 290~2700 mg/L 810~2320 mg/L
IgD 新生儿	阴性
蛋白电泳 白蛋白 α1— α2— β-球蛋白 γ 一球蛋白	0. 55~0. 61 0. 04~0. 05 0. 06~0. 09 0. 09~0. 12 0. 15~0. 20

续表

项目	正常值
类风湿因子	<60IU/ml
C 反应蛋白(CRP)	68~8200μg/L
冷凝集试验	(0~1):10
甲胎球蛋白(αFG)	<30μg/L
IgG 新生儿 半个月至 6 个月 6 个月至 2 岁 2~6 岁 6~12 岁 12~16 岁	 7~14. 8g/L 3~10g/L 5~12g/L 5~13g/L 7~16.5g/L 7~15.5g/L
IgM 新生儿 半个月至 6 个月 6 个月至 2 岁 2~6 岁 6~12 岁 12~16 岁	 50~300mg/L 150~1090mg/L 430~2390mg/L 500~1990mg/L 500~2600 mg/L 450~2400 mg/L
Clq	(65±7)mg/L
Clr	25~38mg/L
Cls(C1 酯酶)	25~38mg/L
C2	(28±6)mg/L
C3(β1C-球蛋白)	800~1550/L
C4	130~370mg/L
C5(β1F-球蛋白)	(64±13)mg/L
C6	(56±8)mg/L
C7	49~70mg/L
C8	43~63mg /L
C9	47~69mg/L

二、尿液化验正常值

1. 一般检查

项目	正常值
蛋白	阴性(定量<40mg/24h)
糖	阴性
比重	1.015~1.025
酸度(pH)	5~7
沉渣检查 白细胞 红细胞 管型	<5 个/HP <3 个/HP 无或偶见
艾迪计数(Addis) 白细胞及上皮细胞 红细胞	<100 万个/12h <50 万个/12h
管型	阴性
尿胆素	阴性
尿胆原	1:20 以上稀释阴性
潜血	阴性
酮体	阴性
酚红试验	2h 后排出量>55%
稀释试验	至少有 1 次尿比重在 1.003 或以下
浓缩试验	至少有 1 次尿比重在 1.018 或以下

2. 尿液生化检查

项目	正常值
肌酸 婴儿 儿童	高达<114μmol/(kg·24h)尿 0~456μmol/24h 尿
肌酐 婴儿 儿童	88~176μmol/(kg·24h)尿 44~352μmol/(kg·24h)尿
尿素	200~600mmol/24h 尿
尿酸	2. 4~5. 9mmol/24h 尿
尿素氮	357~535mmol/24h 尿
钙 婴儿 儿童	<1.0 mmol/24h 尿 <0.2 mmol/(kg·24h)尿
磷 婴儿 儿童	<6.4mmol/24h 尿 16~18 mmol 0.5~0.6mmol/(kg·24h)尿
钠	<5mmol/(kg·24h)尿
钾	(1.03±0.7)mmol/(kg·24h)尿
氯	<4mmol/(kg·24h)尿
淀粉酶	<64U
纤维蛋白降解物(FDP)	<0.25mg/L
苯丙氨酸 新生儿 儿童	6~12μmol/24h 尿 24~109μmol/24h 尿
苯丙酮酸	阴性
丙氨酸 新生儿 儿童	45~112μmol/24h 尿 101~438μmol/24h 尿
半乳糖 新生儿 婴儿	≤3.36mmol/L <0.08mmol/24h 尿

三、脑脊液化验正常值

项目	正常值
总量 新生儿 儿童	5ml 100~150ml
压力 新生儿 儿童	压力 新生儿 儿童
比重	1. 005~1. 009
细胞数(多为淋巴细胞) 婴儿 儿童	(0~20)×10^6/L (0~20)×10^6/L
蛋白总量 新生儿 儿童	0. 2~1. 2g/L 0. 2~0. 4g/L 侧脑室 0. 05~0. 15g/L 髓延小脑池 0. 01~0. 25g/L
糖 婴儿 儿童	3. 9~5.0 mmol/L 2. 8~4. 5 mmol/L
氯化物(以 NaCl 计)	
婴儿 儿童	110~122mmol/L 117~127mmol/L
细菌	阴性

四、浆膜腔积液性质的鉴别

项　目	漏出液	渗出液
原因	非炎症所致	炎症、肿瘤、理化刺激
外观	淡黄、浆液性	不定，可为黄色、脓性、血性、乳糜性
透明度	透明或微浊	清晰或浑浊
比重	低于 1.018	高于 1.018
凝固性	不能自凝	能自凝
Rivalta	阴性	阳性
蛋白定量	常低于 25~30g，主要为白蛋白	常高于 25~30g/L，含白蛋白、球蛋白及纤维蛋白原等
葡萄糖定量	约等于血糖	常低于血糖
细胞计数	常<100×10^6/L	常>500×10^6/L
细胞分类	主要为内皮细胞、淋巴细胞	因病因异：中性粒细胞、淋巴细胞嗜酸性粒细胞等
细菌	无	可找到致病菌
LDH	<200IU	>200IU
胸水 LDH/血 LDH	<0.6	>0.6
胸水蛋白/血清蛋白	<0.5	>0.5

五、血液气体及酸碱分析

项　目	正常值
血液酸碱度（pH 37℃）	7. 35~7. 45（按体温修正的 H+浓度 44. 7~35. 5nmol/L）
标准碳酸氢盐（HCO_3^-）	21~25mmol/L
实际碳酸氢盐	（2.5±3）mmol/L
缓冲碱(BB)	45~55mmol/L
碱剩余(BE)	（−4~+2）mmol/L
二氧化碳结合力(CO_2 CP)	18~27 mmol/L

参考文献

李冀.儿科住院医师手册.北京协和医院

儿科常用药物

表1 抗生素类

药物名称	剂型剂量	用法	用量
青霉素钠(钾) Penicillin	注射剂 80 万 U、200 万 U	肌注 静脉	2.5 万~5 万 U/(kg·d),分 3~4 次给药;5 万~20 万 U/(kg·d),每 6~8 小时一次;重症感染:20 万~40 万 U/(kg·d),每 4~6 小时一次
普鲁卡因青霉素	注射剂 40 万 U、80 万 U	肌注	2.5 万~5 万 U/(kg·d),分 1~2 次给药
青霉素 V	片剂 0. 25、0.5	口服	每次 10mg/kg,每日 3~4 次给药
苯唑西林钠	胶囊 0. 25、0.5 注射剂 0.5、1.0	口服 肌注、静滴	50 ~100mg/(kg·d),每 6 小时一次 50~200mg/(kg·d),分 3~4 次给药
氨苄西林钠(氨苄青霉素)	悬浊液 0. 125、0. 25 胶囊 0. 25 注射剂 0.5、1.0	口服 静滴	50 ~100mg/(kg·d),分 4 次给药 100~200mg/(kg·d),分 2~4 次给药,最大量 300mg/(kg·d)
阿莫西林(羟氨苄青霉素)	悬浊液 0. 125、0.5 颗粒剂、胶囊、片剂 0. 125	口服	40~80mg/(kg·d),分 3~4 次给药

续表

药物名称	剂型剂量	用法	用量
舒巴坦/氨苄西林钠	注射剂 0. 375、0. 75	肌注、静滴或静注	150mg/(kg·d),分 3~4 次给药
阿莫西林-克拉维酸钾(安美汀)	悬浊液 0. 125 片剂 0. 125、0.5 注射剂 0.6、1.2	口服 静注、静点	30~60mg/(kg·d),分 3 次给药 3 个月至 12 岁,每次 30mg/kg,每 8 小时一次;严重感染每 6 小时一次;新生儿每次 30mg/kg,每 12 小时一次,最多 8 小时一次
头孢氨苄(头孢菌素Ⅳ)	悬浊液 0. 125 胶囊 0. 125、0. 25	口服	25~50mg/(kg·d),每 6 小时一次
头孢唑林钠(头孢菌素 Ⅴ)	注射剂 0.5	肌注、静点、静注	50~100mg/(kg·d),分 3~4 次给药
头孢拉定(头孢菌素Ⅵ,泛捷复)	注射剂 0.5 片剂 0. 25	肌注、静点、静注 口服	50~100mg/(kg·d),重症感染:200~300mg/(kg·d),分 4 次给药 50~100mg/(kg·d),重症感染:300mg/(kg·d),分 4 次给药
头孢克洛(希克劳)	混悬液 0. 125 片剂 0. 25	口服	20~40mg/(kg·d),分 3 次口服
头孢呋辛钠(西力欣)	注射剂 0. 75	肌注或静滴	50~100mg/(kg·d),分 3~4 次给药
头孢孟多酯钠	注射剂 0.5、1.0	静滴或静注	50~100mg/(kg·d),每 6~8 小时一次;重症感染:200~250mg/(kg·d)

续表

药物名称	剂型剂量	用法	用量
头孢噻肟钠	注射剂 0.5、1.0	静滴或静注	40~50mg/(kg·d),分 2 次给药;重症感染 100~200mg/(kg·d),分 2~3 次给药
头孢哌酮钠（先锋必）	注射剂 0.5、1.0	肌注、静点、静注	50~l00mg/(kg·d),每 12 小时一次
头孢曲松钠（头孢三嗪钠、菌必治、罗氏芬）	注射剂 0.5、1.0	静滴或静注	20~80mg/(kg·d),每日一次
头孢他啶钠	注射剂 0.5、1.0	肌注 静点、静注	30~l00mg/(kg·d),分 2~3 次给药 100~150mg/(kg·d),分 2~3 次给药
头孢哌酮钠,舒巴坦（舒普深）	注射剂 1.0	肌注、静点、静注	40~80mg/(kg·d),分 2~4 次给药;重症感染 160mg/(kg·d),分 2~4 次给药
氨曲南(君刻单)	注射剂 0.5、1.0	肌注、静点、静注	40~80mg/(kg·d),分 2~3 次给药
亚胺培南.西拉司丁（泰能）	注射剂 0.5	静点	体重< 40kg,每次 15mg/kg,每 6 小时一次
头孢吡肟(马斯平)	注射剂 0.5、1.0	静滴或静注	2 个月以上,体重 <40kg,每次 50mg/kg,8~l2 小时一次;<2 个月,每次 30mg/kg,8~12 小时一次
美罗培南(美平)	注射剂 0. 25、0.5	静滴	40mg/(kg.d),每日 1~2 次

续表

药物名称	剂型剂量	用法	用量
红霉素	注射剂 0.3	静滴	30~50mg/(kg·d),持续静滴或每 6 小时一次
琥乙红霉素	片剂 0.1	口服	30 ~50mg/(kg·d)),分 3~4 次给药
罗红霉素	片剂 0. 05、0.15	口服	2.5~5mg/kg,分 2 次给药
阿奇霉素	片剂 0. 25 干混悬液 0.1	口服	10mg/(kg·d),每日 1 次,连服 3 天
盐酸林可霉素	片剂 0. 25 注射剂 0.6	口服 肌注、静注	30~50mg/(kg·d),分 3~4 次给药 15~30mg/(kg·d),分 2~3 次给药
盐酸克林霉素	胶囊 0. 15 注射剂 0. 15	口服 肌注、静注	一般感染:8~12mg/(kg·d),分 3~4 次给药重症感染:16~20mg/(kg·d),分 3~4 次给药;一般感染:15~25mg/(kg·d),分 3~4 次给药;重症感染:25~40mg/(kg·d),分 3~4 次给药,1 日总量<5g
磷霉素	胶囊 0. 125 注射剂 1.0	口服 肌注、静注	100~150mg(kg·d),分 3~4 次给药 100~300mg/(kg·d),分 3~4 次给药
盐酸万古霉素	注射剂 0.5	静滴	10mg/kg,6 小时一次;新生儿 8~12 小时一次

表 2 合成抗菌药物及其他抗微生物药

药物名称	剂型剂量	用法	用量
磺胺嘧啶	片剂 0.2、0. 25、0.5 注射剂 0.4、1.0	口服 静滴	25~50mg/kg， 每日 2 次，首次倍量 治疗流脑，100~150mg/(kg·d)，分 2 次给药
呋喃唑酮	片剂 0.1	口服	5~10mg/(kg·d)， 分 3~4 次给药
诺氟沙星	胶囊 0.1	口服	10~15mg/(kg·d)， 分 2~3 次给药
氧氟沙星	片剂 0.1	口服	5~20mg/(kg·d)， 分 3 次给药
环丙沙星	片剂 0. 25、0.5 注射剂 0.2	口服 静滴	10~20mg/(kg·d)， 1 次/12 小时， 总量日<1.5 5~8mg/(kg·d)， 1 次/12 小时， 总量日<0.8
甲硝唑	片剂 0.2	口服	厌氧菌感染， 首剂15mg/kg， 然后每次 7.5mg/kg， 6~8 小时一次
盐酸黄连素	片剂 0.1	口服	10mg/kg，3~4 次/d

表 3　抗真菌药

药物名称	剂型剂量	用法	用量
制霉菌素	片剂 25 万 U、50 万 U	口服	<2 岁，10 万~20 万 U/次，>2 岁，25 万~50 万 U/次，每日 4 次
氟康唑	片剂 0. 05、0. 15	口服	>1 个月，黏膜感染，3mg/(kg·d)；深部感染，6mg/(kg·d)；严重感染，12mg/(kg·d)，均每日一次 0 2~4 周患儿，剂量同前，每 2 天一次，<2 周患儿，剂量同前，每 3 天一次

表 4　抗病毒药

药物名称	剂型剂量	用法	用量
利巴韦林	片剂 0.1;注射剂 0.1	口服 肌注或静滴	10~15mg/(kg·d),分 3 次给药 10~15mg/(kg·d),分 2 次给药
阿糖腺苷	注射剂 200mg	静滴	5~15mg/(kg·d),12 小时内滴完,1 周后改为 5~7.5mg/(kg·d),用药 2 周,停 7~10d 为 1 疗程(治疗单纯疱疹病毒性脑炎)
阿昔洛韦	胶囊剂 0.2;片剂 0.2 注射剂 250mg	口服 静滴	20mg/(kg·d),每 4 小时 1 次 5mg/kg,加于输液中静点,时间为 1h,8hl 次,连用 7d
更昔洛韦	注射剂 546mg	静滴	5mg/kg,12h 1 次,连用 14d;维持量:6mg/(kg·d),1 次/d,每周 5d,或 5mg/(kg·d),1 次/d。连用 7d

表 5　呼吸系统用药

药物名称	剂型剂量	用法	用量
磷酸可待因	片剂 15mg	口服	0.9~1. 5mg/(kg·d)，分 3 次给药
盐酸溴己新	片剂 4mg	口服	0. 2mg/kg，2 次/d
盐酸氨溴索	注射剂 15mg	静注或静点	6 ~12 岁儿童，15mg/次，2 ~37~/d；2 ~6 岁儿童，7.5mg/次，3 次/d；2 岁以下儿童，7.5mg/次，2 次/d；婴儿呼吸窘迫综合征时，30mg/(kg·d)，分 4 次给药
氨茶碱	片剂 30mg 片剂 0.1 注射剂 0. 25	口服 口服 静注 静滴	1.2~1.6mg/(kg·d)，分 3 次 3~5mg/kg，3 次/d 2~4mg/kg(6.25~12.5mg/ml)2~4mg/kg(l~2mg/ml)，速度为 0.5~1mg/(kg·h)
盐酸肾上腺素	注射剂 Im17/1mg	皮下	0. 0l~0.03mg/kg
盐酸异丙肾上腺素	片剂 l0mg 气雾剂 0. 25%	舌下 喷雾吸入	>5 岁，2.5~l0mg/次，3 次/d 每次 1~2 喷，2~3/d，重复使用间隔不少于 2h

续表

药物名称	剂型剂量	用法	用量
硫酸特布他林(间羟叔丁肾上腺素/博利康尼、特林)	片剂 2. 5mg 气雾剂	口服 喷雾吸入	65μg/kg,2~3d <12 岁:每次 1 喷;≥12 岁:每次 2 喷,3~4/d,间隔 4~6h,急性发作时可于 5min 后重复 1 次
硫酸沙丁胺醇(舒喘灵、喘乐宁)	片剂 2mg 气雾剂每喷 0.1mg 溶液剂 0.5%; 2ml/0. 48mg 注射剂	口服 喷雾吸入 雾化吸入 静滴	1~2mg/次,3~4 次/d 1~2 喷/次,3~4 次/d 0.01~0.03mg/kg,最大值 1ml,用 2~3ml 生理盐水稀释,4~6 小时 1 次 0.2~0.4mg,加入 10%葡萄糖注射液 50~100ml,速度 2~8μg/min
盐酸丙卡特罗(美普清)	片剂 25 μg	口服	6 岁以下:每次 1μg/kg;6 岁以上:每次 25 μg,1~2 次/d
异丙托溴氨(溴化异阿托品)	雾化吸入溶液 气雾剂每喷 20μg	气雾吸入 0.025% 气雾剂	2 岁以下:125μg;2 岁以上:250μg,用生理盐水稀释至 2~ 3ml, 3~4 次/d 每次 1 喷,3~4 次/d

续表

药物名称	剂型剂量	用法	用量
丙酸倍氯米松(倍氯米松、必可酮)	气雾剂,每喷 50μg	气雾剂	4 岁以上:50~100μg/次;12 岁以上同成人,最大用量 400μg/d
布地耐德(普米克)	气雾剂 50μg/喷	吸入	50~200μg/次,2 次/d,剂量不超过 400μg/d
酮替酚	片剂 Img	口服	0.5~ 1mg/次,2~3 次/d

表 6 消化系统用药

药物名称	剂型剂量	用法	用量
胃蛋白酶合剂	片剂 0.1 合剂每 100ml 含胃蛋白酶 20	口服	每次 0. 02~0.04/岁，3~4 次/d，饭时或饭前口服 1ml/(次·岁)，3~4 次/d，饭时或饭前服
氢氧化铝	片剂 0.3 凝胶 4%	口服	5 岁以上：1/2~1 片/次，3 次/d 5 岁以上：2~ 8ml/次，3 次/d
奥美拉唑	胶囊剂 20mg	口服	0.4mg/kg，1 次/d
西眯替丁 （甲氰咪胍）	片剂 0.2，0.8	口服	每次 3~5mg/kg，2~4 次/d，饭后或睡前服，疗程一般 4~6 周，以后维持量。预防溃疡病复发，每次 5mg/kg，睡前服，1 次/d
雷尼替丁	片剂 150mg	口服	8 岁以上：3~ 5mg/kg，2~3 次/d，早晚饭时服；维持量 3mg/(kg·d)
法莫替丁	片剂 20mg	口服	0. 4mg/(kg·d)，2 次/d
枸橼酸铋剂	注射剂 20mg 片剂 冲剂	静滴 口服	0.4mg/(kg·d)，2 次/d 6~ 10 岁：1/2 片(包)/次；10 岁以上：2/3 片(包)/次，3 ~4 次/d，饭前服

续表

药物名称	剂型剂量	用法	用量
硫酸阿托品	片剂 0. 3mg 注射剂 o.5mg/ml	口服 静滴肌注	0.01lmg/kg,2~3 次/d 0.01mg/kg,最大量 0.03~0.05mg/kg
颠茄合剂	片剂 8mg	口服	0.2~0. 6mg/kg, 3 次/d,极量:1mg/kg, 3mg/(kg·d)
氢溴酸山莨菪碱 (654–2)	片剂 5mg 注射剂 5mg/ml	口服 静注肌注	0.1~ 0.2mg/kg/次, 3 次/d 0.2 ~2mg/kg,必要时 15~30min 重复一次
多潘立酮(吗丁啉)	片剂 l0mg	口服	0.3mg7kg,3~4 次/d,饭 前 5~ 30rnin 服用
盐酸恩丹西酮 (枢丹)	片剂 4mg 注射剂 4mg/2ml	口服 静滴	5 mg/m², 化疗前 1~2hl 次,8h 1 次 5 mg/m² 于化疗前缓慢 静脉滴注
西沙比利 (普瑞博恩)	片剂 5mg 悬浊剂 0.1%	口服	0.1 ~0.3mg/kg, 3~4 次/d,饭前服
思密达	散剂 3g	口服	1 岁以下,1/3 袋/次;1~2 岁 1/2 袋/次,每日 3 次; 2 岁以上,1 袋/次, 2~3 次/d
活性炭	片剂 0.3	口服	0.3~0.6/次,3 次/d
硫酸镁	注射剂 2. 5g/10ml	口服导 泻利胆	0.15~0.25g/kg 或 1g/ (岁·次),1 次/d;0.1~ 0.15g/(kg·次),1~3 次/d

续表

药物名称	剂型剂量	用法	用量
多维乳酸菌散	散剂	口服	<1 岁:1/2 袋/次;1~2 岁:1 袋/次;2~3 岁:1 袋/次,(妈咪爱)2~3 次/d;3 岁以上:1 袋/次,3~4 次/d
盐酸精氨酸	注射剂 5g/20ml	静滴	0.2~0. 4g/kg,以 5%~10%葡萄糖液稀释后静点,4h 以上
甘草酸二胆（甘利欣）	注射剂 50mg/ 10ml	静滴	每次 3mg/kg,1 次/d,以 10%葡萄糖液稀释后缓慢静滴

表 7　循环系统用药

药物名称	剂型剂量	用法	用量
地高辛	片剂 0. 25mg 注射剂 0. 25mg/ ml	口服 静滴	洋地黄化总量:<2 岁:0.05~0.06mg/kg;>2 岁:0.03~0.05 mg/kg。维持量:总量的 1/5,分 2 次口服量的 1/2~2/3
毛花苷 C(西地兰)	注射剂 4mg/2ml	静脉	洋地黄化总量:<2 岁:0. 03~0.04mg/kg; >2 岁:0.02~0.03 mg/kg
毒毛花苷 K	注射剂 0. 25mg/ml	静滴	洋地黄化总量:<2 岁:0.006~0.012mg/ kg;>2 岁:0.005~ 0.0lmg/kg,以 5%~ 10%葡萄糖液稀释后缓慢滴注
盐酸多巴胺	注射剂 20mg/2ml	静滴	0.5~20μg/(kg·min)连续静点,依据临床需要调节剂量
盐酸多巴酚丁胺	注射剂 20mg/2ml	静滴	2~20μg/(kg·min),从小剂量开始
盐酸肾上腺素	注射剂 1mg/1ml	皮下静滴或静注 气管内滴入	0.02~0.03mg/kg,心脏停搏或心动过缓:首剂 0.0lmg/kg,然后 0.1mg/kg,3~5min 1 次,直至心跳恢复。静脉维持:0.1~1μg/(kg·min) 心脏停搏或心动过缓:0.1mg/kg,3~5min 1 次,直至心跳恢复

续表

药物名称	剂型剂量	用法	用量
盐酸异丙肾上腺素	注射剂 1mg/2ml	静滴	0.1~1.0μg/(kg·min)持续静点,从小剂量开始
重酒石酸去甲肾上腺素	注射剂 2mg/ 1ml	静滴	0.1~0.5μg/(kg·min)持续静点
重酒石酸间羟胺	注射剂 10mg/1ml	肌注 静滴 静注	0.1mg/kg 0.3~2mg/kg,稀释后根据病情调整剂量 5μg/(kg·min)逐步调整剂量
硫酸奎尼丁	片剂 0.2 注射剂 0. 5/10ml	口服 静滴	试用剂量 2mg/kg,2h 后无不良反应,改为 6mg/kg,4~5 次/d,维持量减半 2mg/kg,以 5%葡萄糖液稀释后缓慢静注
盐酸普鲁卡因胺	片剂 0. 125 注射剂 0. 11/1ml	口服 肌注 静滴	10~15mg/kg,6hl 次 5~8mg/kg,8hl 次 1. 4mg/kg,用 5%葡萄糖稀释成 1%,以 0.5~1mg/(kg·min)滴入

续表

药物名称	剂型剂量	用法	用量
盐酸利多卡因	注射剂 0. 2/10ml	静注	1~2mg/kg 加入 5%~10%葡萄糖溶液 10ml 中,必要时 10~20min 后可重复 1 次,有效后 0.01~0.02mg/(kg·min) 静点维持,总量不超过 5mg/kg
盐酸美西津 (慢心率)	片剂 50mg 注射剂 100mg/2ml	口服 静注	3~ 5mg/kg,3~4 次/d 2mg/kg 加 5%葡萄糖液适量,缓慢静注
苯妥英钠	片剂 0.1 针粉剂 0.1	口服 静注	5~10mg(kg·d),分 3 次 3~5mg/kg,稀释后缓慢静注
普罗帕酮(心律平)	片剂 50mg 注射剂 35mg/5ml	口服 静注	5~6mg/kg,3~4 次/d,见效后减半量维持 1~2mg/kg 加入葡萄糖溶液 10~20ml,5~10min 缓慢静注
普萘洛尔(心得安)	片剂 10mg 注射剂 5mg/5ml	口服 静滴 静注	抗心律失常和甲亢: 0.5~lmg/kg,3 次/d, 0.05~0.1mg/kg, 不超过 3mg/次, 滴速 0.5~1mg/min 0.1mg/kg,加葡萄糖液 10~20ml 中缓慢注入

续表

药物名称	剂型剂量	用法	用量
盐酸胺碘酮	片剂 0.2 胶囊 0.1 注射剂 150mg/2ml	口服 静滴	7.5~15mg7(kg·d),分 3 次口服,1 周后可减半量维持 2.5~5mg/kg
盐酸维拉帕米（异搏定）	片剂 40mg 注射剂 5mg/2ml	口服 静滴	1~ 2mg/kg,2~3 次/d <1 岁:0.75~2mg/次;1~5 岁:2~3mg/次;6 岁以上:2.5~5mg/次,以 10% 葡萄糖溶液稀释成 1mg/2ml,以<1 mg/min 速度缓慢滴注
三磷酸腺苷 （ATP)	注射剂 3mg/1ml	静注	首次 0.05~0.1m/kg 快速静脉推注,30s 内如不能终止心动过速第二次可用 0.2mg/kg
三磷酸腺苷（ATP）	注射剂 3mg/1ml	静注	首次 0. 05~0.1m/kg 快速静脉推注,30s 内如不能终止心动过速第二次可用 0.2mg/kg
硝苯地平（心痛定）	片剂 5mg	口服 舌下含服	0.1~0. 2mg/kg,3 次/d
硝普纳	注射剂 50mg	静滴	0. 2μg/(kg·min)开始,以后每 5 分钟增加 0.1~0.2μg/kg 至产生疗效
卡托普利(巯甲丙普酸,开博通）	片剂 12. 5mg	口服	1~ 6mg/(kg·d),3 次/d,从小剂量 0.3mg/kg 开始,逐渐增加剂量

表 8　血液系统用药

药物名称	剂型剂量	用法	用量
硫酸亚铁	片剂 0.3	口服	治疗：婴儿：7~10mg/kg，3 次/d；儿童：0.1~0.3g/次，3 次/d 预防量：减半
葡萄糖酸亚铁	片剂 0.1	口服	治疗：10mg/kg，3 次/d；预防：10~15mg/(kg·d)
叶酸	片剂 5mg 注射剂 15mg/1ml	口服 肌注	5mg/次，3 次/d 15mg/次，1 次/d
维生素 B_{12}	注射剂 0. 1mg/1ml	肌注	0.05 ~0.1mg/次，每周 2~3 次
维生素 E	胶丸 5mg 片剂 10mg 注射剂 5mg/1ml	口服 肌注	5mg/次，3 次/d 5~ 10mg/次，1 次/d
红细胞生成素	注射剂 2000U/1ml	皮下静注	开始剂量 50U/kg，3 次/周，以后根据疗效确定，必要时每周增加 25U/kg，最大量 200U/(kg·次)，3 次/周
垂体后叶加压素	注射剂 1300μg/1ml	静注	0.3~0.5μg/kg，12h，1 次，疗程 2 ~5d
酚磺乙胺(止血敏)	片剂 0. 25 注射剂 0. 25/2ml	口服 肌注、静注	10~15mg/kg，2~3 次/d 5~10mg/kg，1~2 次/d
巴特罗酶(立止血)	冻干粉针剂 1ku 为 150mg	肌注 静注	<1 岁，0.2ku/次；1~3 岁，0. 3ku/次 >3 岁，0.5ku/次，1 次/d

续表

药物名称	剂型剂量	用法	用量
氨甲苯酸 （止血芳酸）	片剂 0. 25 注射剂 0. 05	口服 静滴	0.1 ~0. 25/次 2~3 次/d 0.05~0.11 次，2~ 3 次/d，极量 0.3 次/d
6-氨基己酸	片剂 0.5 注射剂 1g/l0ml	口服 静滴	100mg/kg，最大极量 <2g/d，3~4 次/ d 0.08~0. 12g/kg，溶于 50~l00ml 生理盐水或葡萄糖溶液中，15~30min 滴完，维持量酌减
硫酸鱼精蛋白	注射剂 50mg/5ml	静滴	抗肝素过量：5~8mg/（kg·d），分 2 次，每次不超过 25mg，6h，1 次，连用不超过 3d
肝素钠	注射剂 1250U/2ml	静滴	100U/kg 溶于葡萄糖液或生理盐水中 4h 缓慢滴入
华法林钠	片剂 2. 5mg	口服	首日 0.1~0.4mg/kg，次日根据凝血酶原时间调整剂量或用维持量
双嘧达莫（潘生丁）	片剂 25mg 注射剂 10mg/2ml	口服 肌注	10mg/（kg·d），分 2~3 次 剂量同口服量

续表

药物名称	剂型剂量	用法	用量
尿激酶	注射剂 5000U，10000U	静注，静滴 肌注	0. 02 万~0.04 万 U/kg，1~2 次/d 80~100U/kg，1 次/d
重组人粒细胞集落刺激因子	注射剂 150μg	皮下注射 静点	再障：3 μg/kg，1 次/d；癌症化疗的白细胞减少；5~l0μg/kg，1 次/d；骨髓移植：300μg/m^2，1 次/d

表9 泌尿系统用药

药物名称	剂型剂量	用法	用量
氢氯噻嗪（双氢克尿噻）	片剂 25mg	口服	0.5~1mg/kg，2次/d，最大剂量 2mg/kg
呋塞米（速尿）	片剂 20mg 注射剂 200mg	口服 静注，肌注	1~2mg/kg，2~3次/d 1~2mg/kg，最大量不超过 5mg/(kg·次)
乙酰唑胺醋氮酰胺	片剂 250mg	口服	5mg/kg，1~3次/d
螺内酯（安体舒通）	片剂 20mg	口服	0.6mg/kg，3次/d
甘露醇	注射剂 100ml，250ml	静滴	1~2mg/kg，体弱者 0.5mg/kg，30~60min 滴入，6~8h 重复1次，静注 0.5~1mg/kg 于 5~15min 注完
右旋糖酐 40	注射剂 10/100ml	静滴	5~15ml/kg，1~2次/d

表 10　中枢神经系统用药

药物名称	剂型剂量	用法	用量
苯巴比妥（鲁米那）	片剂 10mg 注射剂	口服 肌注	镇静，抗惊厥：1~2mg/kg，3 次/d；新生儿高胆红素血症：1.5~2.5mg/kg，3 次/d 抗惊厥：5~10mg/kg，必要时 4h 可重复
水合氯醛	溶液剂 10%	灌肠 口服	抗惊厥：40~60mg/kg/次，1 次极量不超过 2g，稀释 1~2 倍后使用
地西泮（安定）	片剂 2. 5mg 注射剂 5mg/1ml	口服 静注	1mg/kg，3 次/d 0.1~0. 3mg/kg，必要时 15~30min 可重复一次
氯硝西泮（氯硝安定）	片剂 0. 5mg 注射剂 1mg/1ml	口服 静注	开始 0. 01~05m.05mg/(kg·d)，以后每 3 日增加 0.25~0. 5mg，维持量为 0.1~0.2mg/(kg/d)，分 2~3 次 0. 02~0.08mg/kg
苯妥英钠	片剂 50mg 注射剂 0. 25 g/5ml	口服 静注，肌注	30kg 以下者 5~8mg/(kg·d)，分 2~3 次。>30kg，50~100mg/次，2~3 次/d 5mg/kg
卡马西平	片剂 100mg	口服	5~20mg7(kg·d)，分 3 次

续表

药物名称	剂型剂量	用法	用量
丙戊酸钠(德巴金)	片剂 100mg 缓释片 500mg	口服	30~40mg/(kg·d),分 3 次服,用缓释片 1 次/d
尼可刹米	注射剂 0. 375g/1.5ml	皮下,肌注,静注	<5 岁,10mg/kg;5~7 岁,15mg/kg;必要时 30~60min 重复 1 次
盐酸洛贝林	注射剂 3mg/1ml	皮下,肌注,静注	1~3mg/次,必要时 30min 再重复 1 次 0.3~3mg/次,需缓慢,必要时 30min 重复 1 次
纳洛酮	注射剂 0. 4mg/1ml	肌注,静注	0.005~0.01mg/kg,必要时隔 3~5min 再注 1 次
盐酸吗啡	注射剂 5mg/0.5ml	皮下	0.1~0. 2mg/kg,必要时 4 小时重复 1 次,极量 10mg/次
盐酸哌替啶(度冷丁)	片剂 25mg 注射剂 50mg/1ml	口服 肌注,静点	0.5 ~1mg/kg,3 次/d 0.5~1.0mg/kg,2 次必须间隔 4h 以上
磷酸可待因	片剂 15mg 糖浆 0.5%	口服	镇痛 1mg/kg,3 次/d(kg·d),分 6 次。 止咳 1~1. 5mg/(kg·d),分 3~4 次
胞二磷胆碱	注射剂 100mg/2ml	肌注 静点	0. 05~0.1g,2~3 次/d 4~12mg/(kg·d),1/d,用葡萄糖液稀释后缓慢滴入,5~10d 为 1 疗程

表 11　解热镇痛药

药物名称	剂型剂量	用法	用量
安乃近	片剂 250mg 注射剂 250mg/1ml 滴鼻剂 10%~20%	口服 深部肌注 滴鼻	5~ l0mg/kg，3 次/d 5~10mg/kg 每侧鼻孔 1~2 滴/次
对乙酰氨基酚（扑热息痛）	片剂 300mg 注射剂 75mg/1ml	口服 肌注	10~15mg/kg，3 ~4 次/d <l 岁 35mg/次；1~3 岁，35 ~75mg/次； 3~6 岁 75mg/次；7~12 岁 75~150mg/次
阿司匹林	片剂 50mg	口服	解热 5~ 10mg/kg，必要时 3 ~4 次/d；抗风湿 80~l00mg/(kg·d))，分 4~6 次服，好转后减量。川崎病 30~50mg/(kg·d)，热退后减为 3~Smg/(kg·d)，持续 1~3 个月
吲哚美辛(消炎痛)	肠溶片剂 25mg	口服	0.5~1mg/kg，饭后服，3 次/d。新生儿动脉导管未闭：0.1~0.3mg/kg，8h，1 次，一般 2~3 次
布洛芬	片剂 l00mg	口服	20~40mg/(kg·d)，分 4 次口服
萘普生	片剂 l00mg 注射剂 l00mg/2ml	口服 静注	10mg/(kg·d)，分 2 次服 5mg/kg，1~2 次/d

表 12 内分泌系统用药

药物名称	剂型剂量	用法	用量
醋酸可的松	片剂 25mg 注射剂 125 mg/5ml	口服 肌注	5~10mg(kg·d),分 3~4次 2.5~5mg/(kg·d),分 2 次
醋酸氢化可的松	片剂 20mg 注射剂 10mg/2ml	口服 静点	2~4mg/(kg·d),分 3~4 次服;危重 4~8mg/(kg·d),分 3 ~4 次服 4~8mg/(kg·d),分 2~4次
醋酸泼尼松（强的松）	片剂 5mg	口服	1~ 2mg/(kg·d),分 3~4 次
泼尼松龙（强的松龙）	片剂 5mg 注射剂 10mg/2ml	口服 肌注	1~2mg/(kg·d),分 3~4次 1~2mg/(kg·d),分 2 次
甲泼尼松(甲基强的松龙)	片剂 2mg 注射剂 20mg/1ml	口服 肌注,静注,静点	1mg/(kg·d),分 3 ~4 次 10~20mg/次,6~24h,1次
地塞米松(氟美松)	片剂 0. 5mg 注射剂 1mg/1ml	口服 肌注	0. 05 mg/kg,3 次/d 1~2. 5mg/次,1~2 次/d
干甲状腺粉	片剂 10mg	口服	<1 岁:6~10mg/d;1~2 岁:15~30mg/d;2 岁以上:20~80mg/d,分 3 次口服。维持量为症状好转而无过量表现时的剂量
丙硫氧嘧啶	片剂 50mg	口服	2mg/kg,3 次/d,维持量:<6 岁:5mg/次,2 次/d;6 岁以上 25mg/次,2 次/d
甲硫咪唑	片剂 5mg	口服	0.4mg/(kg·d),分 3 次口服;维持量:0.2mg/(kg·d)
生长激素	注射剂 100U	肌注	垂体性侏儒:每周 0.5 U/kg,分 2~3 次

表 13　抗变态反应药

药物名称	剂型剂量	用法	用量
氯苯那敏(扑尔敏)	片剂 4mg	口服	
苯海拉明	片剂 12. 5mg 注射剂 10mg/1ml	口服 静注	
异丙嗪	片剂 12. 5mg 注射剂 25 mg/1ml	口服 深部肌注 静滴	
阿司咪唑(息斯敏)	片剂 10mg	口服	6 岁以下 0.2mg/(kg·d),顿服。0 6~12 岁 5mg/次,1 次/d

表 14 维生素类药物

药物名称	剂型剂量	用法	用量
维生素 A	胶丸剂 5000U 注射剂 25000U	口服 肌注	口服预防:婴儿 1000~2000U/d; 儿童:2000~3000U/d 25000~50000U/d
维生素 D_2	胶丸剂 10000U/粒	口服	口服预防:400U/d; 治疗:10000~20000U/d
维生素 D_3	注射剂 30 万 U/1ml	肌注	15 万~30 万 U/次,2 ~4 周 1 次,连用 2 次
维生素 B_1	片剂 5mg 注射剂 50mg/1ml	口服 肌注、皮下注射	预防量:5~10mg/d;治疗量:15~30mg/d,3 次/d 25~50mg/次,1~2 次/d
维生素 B_2	片剂 5mg 注射剂 1mg/2ml	口服 肌注	预防:2mg/d,治疗 10mg/d,均为 3 次/d
维生素 B_6	片剂 10mg 注射剂 25mg/1ml	口服 肌注	2 5 ~5mg/次,1 次/d 5~ 10mg/次,3 次/d 12.5~50mg/次,1 次/d
维生素 C	片剂 0. 025 注射剂 0. 1/2ml	口服 肌注 静注,静点	50~100mg/次,3 次/d;预防:50~100mg/d 50~100mg/次,1~2 次/d 200~400mg/次,1 次/d, 心肌炎:2~4g/次,1 次/d
芦丁	片剂 20mg	口服	10~20mg/次,3 次/d

表 15 解毒药

药物名称	剂型剂量	用法	用量
阿托品	注射剂 0. 5mg/1ml	静注	严重中毒：首次剂量 0.05~0.1mg/kg 静注，以后 0.05mg/kg，5~l0min 1 次，至瞳孔放大，肺水肿消退，改为 0.02~0.03 mg/kg，皮下注射，15~30min 1 次，至意识恢复改为 0.01~0.02mg/kg，30~60min，1 次。中度中毒：0.03~0.05mg/kg，1~30min，1 次，皮下注射，减量指征同上。轻度 中毒：0.02~0.03mg/kg，口服或皮下注射，必要时重复
解磷定	注射剂 0. 4g/10ml	静滴	轻度中毒：15mg/kg，以葡萄糖液稀释后静滴或缓慢静注，必要时 2~4h 重复 1 次。中度和重度中毒：20~30mg/kg
氯磷定	注射剂 0. 25g/2ml	静注，静滴	15~30mg/kg
亚甲蓝	注射剂 20mg/2ml	静注	氰化物中毒：10~15mg/kg，稀释成 1%溶液缓注，每 30~60min 1 次；亚硝酸盐中毒：1~2mg/kg，l~2h 后若症状不消失 可重复 1 次
乙酰胺	注射剂 2. 5g/5ml	肌注	0.1~0.3g/(kg.d)，分 2~4次肌注，可连续应用 5~7d

参考文献

李冀.儿科住院医师手册.北京协和医院

附件：中英文对照

单位	缩写	英文
厘米	cm	centimeter
米	m	meter
毫米	mm	millimeter
千米	km	kilometer
克	g	gram
毫克	mg	milligram
千克	kg	kilogram
升	l	liter
毫升	ml	millilitre
小时	h	houre
分钟	min	minllte
秒	s	second
天	d	day
周	w	week
千卡	kcal	kilocalories
酸碱度	pH	Potential of hydrogen
血氧饱和度	Spo2	Pulse Oxygen Saturation
呼吸频率	RR	respiratory rate
血压	BP	blood pressure
体温	T	temperature
脉搏	P	pulse
体重	W	weight
动脉血氧分压	Pao2	Partial Pressure of Oxygen
二氧化碳分压	pco2	partial pressure of corbom dioxide